MANUAL DEL NUEVO CORONAVIRUS

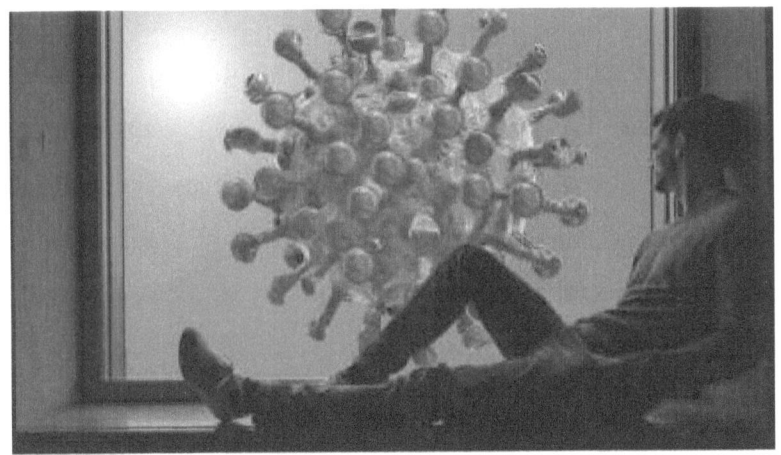

Dr. Mario Vega Carbó

Endocrinólogo

Edición 2021

-Volumen N° 1-

Sobre el autor

Mario Vega Carbó es un médico cubano especialista en endocrinología, nutrición y medicina familiar, con más de 20 años de experiencia.

Se recibió en el año 1994 en el Instituto de Ciencias Médicas de La Habana (ISCMH) y luego continuó su formación realizando un Máster en Longevidad Satisfactoria, un diplomado en Ultrasonido diagnóstico y distintas especializaciones en Educación Médica Superior y Endocrinología.

Su carrera laboral comenzó en la Dirección Municipal de Salud de La Lisa y siguió en el Instituto Nacional de Endocrinología y el Policlínico 26 de julio de Cuba. Desde el año 2014 se desempeña como endocrinólogo en el Consultorio Vega & Vado, en Managua, Nicaragua.

Mario también es profesor de Fisiopatología Médica y un amante de hacer el bien, la familia y la naturaleza.

Anteriormente publicó *"Respondo 1.500 preguntas sobre Hormonas, Metabolismo y Nutrición"* en donde explica las causas de las principales enfermedades endocrinas, sus síntomas más comunes, sus riesgos y la mejor forma de tratarlas.

También *"Develando mitos: Metabolismo, Endocrinología y Reproducción"*, en el que cuenta la verdad sobre creencias populares relacionadas con alimentación, obesidad, diabetes, colesterol, hipertensión, caída del cabello, pubertad, infertilidad, sexualidad y anticonceptivos. *"Manual del nuevo coronavirus"* volumen 1, es otro de los textos dirigidos a la compresión del público en general.

Presencia online:

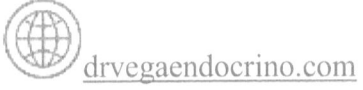 drvegaendocrino.com

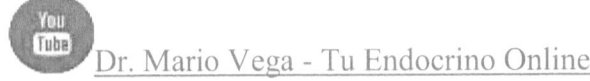 Dr. Mario Vega - Tu Endocrino Online

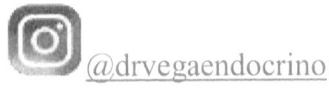 @drvegaendocrino

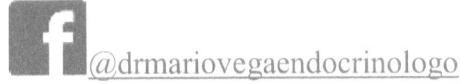 @drmariovegaendocrinologo

Al planeta tierra, el único favorecido en esta pandemia.
La gloria del Señor por cada difunto,
y mis condolencias a sus familiares y amigos.
Una apelación al sentido común de toda la raza humana.
Mi amor infinito a mi familia y a mis amigos.
Mi mayor reverencia a mis colegas y a todos los trabajadores de la salud.

Volumen 1

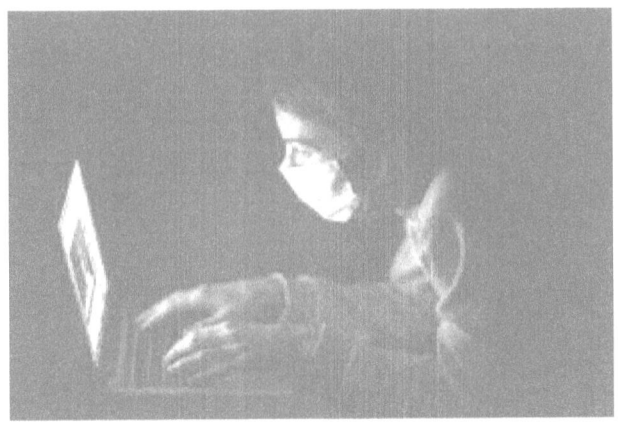

Dirigido al público en general, para ayudarlo a entender mejor el nuevo coronavirus recientemente descubierto y la enfermedad que causa.

Introducción al Volumen 1

El coronavirus y las pandemias en la era de la globalización

Vivimos en un tiempo que quedará marcado en la historia. Hasta hace unos pocos meses casi nadie había oído hablar del coronavirus y la COVID-19. Sin embargo, hoy esta enfermedad está en boca de todos y sus impactos sumieron al mundo en una crisis global y social sin precedentes.

Además de la preocupante cuestión sanitaria, la parálisis obligada en las actividades está afectando seriamente a las economías de la mayoría de los países, causando recesión, aislamiento e incertidumbre.

Pero, *¿cómo es posible que un virus surgido en China ponga en riesgo a la salud y al desarrollo productivo de la humanidad?*

La globalización y el movimiento constante de personas y bienes hacen que todos estemos expuestos a la amenaza latente de una pandemia.

Desde comienzos del siglo XXI, otras enfermedades virales contagiosas, como la gripe aviar, el síndrome respiratorio del Medio Oriente (MERS), el SARS y el Virus del Ébola preanunciaron la posibilidad de que se diera una crisis de este tipo.

En poco tiempo el nuevo coronavirus se diseminó por todo el mundo y la gravedad de la situación está obligando a tomar medidas extremas para intentar detenerlos contagios.

Así como la peste negra o la viruela en su tiempo, esta enfermedad plantea un desafío que implica nuevos retos y requiere de soluciones novedosas para vencerla.

Al no haber hasta el momento una cura concreta, la mejor forma de enfrentarla es a través del conocimiento, la investigación y la divulgación de las técnicas comprobadas para controlarla y prevenirla.

En este marco, el doctor Mario Vega Carbó presenta un nuevo libro sobre la COVID-19, con el objetivo de ofrecer información a la población en general y al personal de la salud en particular.

Con el lenguaje sencillo al que nos tiene acostumbrados, el especialista se mete de lleno en el mundo de las enfermedades virales, poniendo al alcance de todos un manual que sirve de guía para entender mejor al nuevo coronavirus, sus efectos y sus consecuencias.

En él analiza sus antecedentes y características, la forma en que se transmite, sus síntomas más comunes y las complicaciones que genera en el cuerpo humano.

También profundiza sobre los grupos de mayor riesgo y las medidas de prevención y protección que deben tomarse a nivel personal, local, nacional e internacional para evitar su difusión.

Además evalúa los tipos de tratamientos disponibles y la forma en que hay que atender y manejar a los pacientes afectados por la enfermedad.

A modo introductorio, el doctor Mario responde las preguntas básicas sobre este virus:

-Doctor, ¿qué es específicamente el nuevo coronavirus?

Es el agente causal de una nueva enfermedad, denominada de forma oficial como COVID-19 por la Organización Mundial de la Salud (OMS), es una enfermedad respiratoria similar a una gripe, pero altamente contagiosa.

Su agente causal pertenece a la familia de los coronavirus, que son una serie de virus que provocan desde un resfriado común hasta afecciones más graves, como el síndrome respiratorio de Oriente Medio (MERS-CoV) y el síndrome respiratorio agudo severo (SARS-CoV).

-¿Cuáles son sus síntomas más comunes?

Sus signos más comunes son la tos, el dolor de garganta y de cabeza, la secreción nasal, la falta de aire, el cansancio y la fiebre.

La mayoría de las personas tardan entre 2 y 14 días para mostrar síntomas luego de ser contagiadas y, en general, estas señales duran una semana y luego de lo cual suele haber mejoría.

Sin embargo, en personas con un sistema inmunitario débil, o con varias enfermedades de base, como en el caso de los ancianos, la afección puede ser más grave y provocar una neumonía, una bronquitis, una insuficiencia renal, daño cardíaco e incluso la muerte, por lo que es esencial tomar todo tipo de cuidados.

-¿Cómo se contagia esta enfermedad?

La enfermedad COVID-19 se contagia a través del contacto directo o con secreciones de personas infectadas, como por ejemplo las gotas de saliva expulsadas con la tos o de un estornudo.

También por tocar un objeto o superficie que tenga el virus y luego pasarse las manos por la boca, los ojos o la nariz antes de lavarlas correctamente.

-¿Cómo se diagnostica esta dolencia?

Para confirmar esta enfermedad se necesitan análisis de laboratorio especiales de muestras respiratorias o de sangre.

Los mismos estudian los marcadores genéticos del virus para identificarlo y descartar otras dolencias.

-¿Cómo se trata la COVID-19?

De momento no existe un tratamiento específico para esta enfermedad, pero los médicos pueden recetar medicamentos para el dolor o la fiebre.

En la mayoría de los casos las personas se recuperan haciendo reposo y tomando bastante líquido, y los síntomas desaparecen por sí solos a los pocos días.

Cuando el paciente presenta dificultades para respirar, no puede retener fluidos o padece otras enfermedades preexistentes, es importante que se contacte inmediatamente con un médico para ver los pasos a seguir.

Lo mismo los pertenecientes a grupos de riesgo, como las personas mayores, las embarazadas o los que cuentan con sistemas inmunológicos comprometidos.

-¿Cómo podemos prevenir su contagio?

Para prevenir la transmisión de la COVID-19 se recomienda lavarse las manos con frecuencia, especialmente antes de comer y después de ir al baño, sonarse la nariz, toser o estornudar.

En caso de no poder hacerlo, se puede utilizar un desinfectante para manos a base de alcohol, con por lo menos un 60% de este compuesto.

También hay que evitar tocarse los ojos, la nariz y la boca; y desinfectar objetos y superficies de uso diario con aerosoles de limpieza.

El empleo de cubrebocas o máscaras faciales es aconsejable, no tanto como medida general, más si para quien tenga la enfermedad y evitar que la propague, o para aquellos que son profesionales de la salud.

A la hora de toser o estornudar, hay que cubrirse con un pañuelo o las mangas del codo, evitando emplear las manos.

Por otro lado, puedes darte una vacuna para prevenir la gripe si aún no la has recibido esta temporada.

Recuerda que contando con más información podremos cuidarnos mejor entre todos y reducir los riesgos de transmisión.

Te invito a leer este manual para saber todo lo que necesitas sobre la COVID-19 y las enfermedades virales contagiosas.

Parte I. Defensas, vías respiratorias y virus

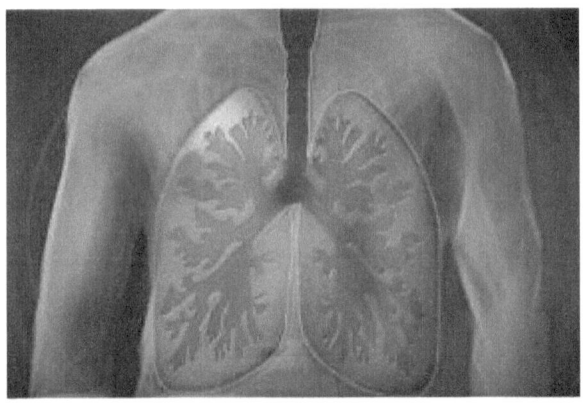

1. Tipos de Inmunidad. Ejemplos

-Doctor Mario, ¿qué es el sistema inmune?

El sistema inmune es la defensa natural del cuerpo contra las infecciones y los gérmenes.

El mismo está compuesto por células, tejidos y órganos que funcionan en conjunto para detectar, combatir y destruir a determinados agentes patógenos antes de que causen daño en el organismo.

-¿Cómo funciona este sistema?

Para evitar la entrada de gérmenes, el cuerpo cuenta con barreras externas como la piel y las mucosas. Cuando estas son superadas, los agentes patógenos se introducen en el organismo y comienzan a dañarlo.

Para combatir este ataque, el sistema inmune posee una primera línea de defensa formada por los leucocitos o glóbulos blancos. Estas células se encuentran en la sangre y pueden trasladarse a diversos lugares del cuerpo para protegerlo.

Una vez que detectan el ingreso de microorganismos o sustancias extrañas, los leucocitos penetran en los tejidos y, al entrar en contacto con los invasores, generan anticuerpos para destruirlos.

-¿A qué hace referencia el concepto de inmunidad?

La inmunidad es un estado de resistencia natural o adquirida que poseen algunos individuos o especies frente al ataque de un agente infeccioso o tóxico.

En medicina este concepto hace referencia a la protección que el sistema inmune ofrece al cuerpo contra las enfermedades.

-¿Cuántos tipos de inmunidad hay?

Hay dos tipos: la innata y la adquirida.

La primera es una inmunidad con la que se cuenta por herencia o por medios biológicos. Algunos individuos o especies tienen la característica de no sufrir o contagiar determinadas enfermedades, mismo que nunca hayan estado en contacto con el agente que las causa.

La inmunidad innata también hace referencia al sistema de defensas con el que se nace.

La adquirida, por su parte, es un tipo de inmunidad que se consigue luego de la exposición a un determinado patógeno. En estos casos el cuerpo genera anticuerpos y luego "recuerda" al invasor y construye una defensa específica para evitar en el futuro una nueva infección similar.

-¿Podría darnos ejemplos de cada tipo de inmunidad?

El reflejo de la tos, el ácido gástrico, los mocos y las lágrimas son ejemplos de inmunidad innata.

En tanto, la protección que se obtiene de las vacunas es un caso de inmunidad adquirida.

2. Inmunidad humoral y celular

-¿Qué es la inmunidad humoral?

Es un tipo de inmunidad adquirida en el que el sistema inmune reconoce a los agentes invasores potencialmente peligrosos y produce anticuerpos para destruirlos.

Cuando la amenaza es eliminada, las células guardan en la memoria esta información para poder responder de manera más rápida a futuros ataques del mismo germen.

-¿Qué es la inmunidad celular?

Es otro tipo de inmunidad adquirida en el que, frente a un agente invasor, las células del sistema inmune liberan unas sustancias específicas llamadas citocinas para destruirlos, sin la intervención de anticuerpos.

-¿Cuál es la diferencia entre ambos tipos?

A grandes rasgos podemos decir que la inmunidad humoral actúa contra microorganismos extracelulares y la celular contra microorganismos intracelulares.

En la primera el ataque se produce con anticuerpos que inactivan o marcan a los agentes potencialmente peligrosos para que sean destruidos, mientas que en la segunda son atacados directamente por las células.

3. Inmunidad activa y pasiva

-¿Qué es la inmunidad activa?

Es un tipo de inmunidad adquirida en el que nuestro propio cuerpo genera anticuerpos específicos contra un determinado patógeno luego de haberlo padecido.

Un ejemplo de ello son las vacunas, en las que se administran en el organismo virus atenuados para que el cuerpo produzca defensas duraderas y resistentes contra el mismo.

-¿Qué es la inmunidad pasiva?

Es un tipo de inmunidad adquirida en la que los anticuerpos contra un determinado invasor son producidos por un organismo diferente al de la persona.

Por ejemplo, son las defensas que se traspasan de madre a hijo a través de la leche o la placenta, o cuando se suministra suero sanguíneo de un donante inmune a un paciente enfermo.

4. Defensa contra agentes biológicos

-¿Qué son los agentes biológicos?

Los agentes biológicos son todos aquellos microorganismos capaces de causar cualquier tipo de infección, alergia o toxicidad a los seres humanos.

Estos pueden tener diferentes formas y tamaños. Los más conocidos son los virus, las bacterias, los hongos, los endoparásitos humanos (protozoos y helmintos) y los priones.

-¿Qué son los virus?

Los virus son organismos de estructura muy sencilla, capaces de reproducirse en el seno de determinadas células, utilizando su metabolismo.

Son gérmenes muy pequeños que invaden a las células vivas y las emplean para multiplicarse, haciendo que estas se dañen, muten, mueran o se enfermen.

Estos organismos son los responsables de producir dolencias infecciosas como el resfriado, la gripe, el SIDA, la viruela, el sarampión y el COVID-19.

-¿Cómo es la defensa contra estos agentes biológicos?

Cuando se produce un ataque, primero el cuerpo trata de impedir la entrada de estos invasores. Si estos logran ingresar, el sistema inmune busca la manera de combatirlos y destruirlos.

En el caso de que estas acciones no sean del todo efectivas, los agentes patógenos se instalan en el organismo y producen enfermedades.

5. Anatomía de las vías respiratorias

-¿Qué son las vías respiratorias?

Las vías respiratorias son el conjunto de órganos que posibilitan la respiración.

Las células de nuestro organismo precisan de oxígeno para vivir. A través de la respiración, el oxígeno ingresa en nuestro cuerpo y permiten la salida del dióxido de carbono generado por las células cuando realizan su trabajo.

-*¿Qué órganos son parte de las vías respiratorias?*

El aparato respiratorio está integrado por la nariz, la faringe, la laringe, la tráquea, los bronquios, los bronquiolos y los pulmones.

Además, en la respiración también participan diferentes estructuras, como el diafragma y los músculos intercostales.

-*¿Qué pasa con el oxígeno una vez que entra en nuestro cuerpo?*

Cuando ingresa a nuestro organismo este se inhala a los pulmones y pasa a través de las membranas delgadas de los alvéolos hacia el torrente sanguíneo.

Allí la hemoglobina lo captura en los glóbulos rojos y fluye al corazón, que bombea esta sangre rica en oxígeno hacia los tejidos del cuerpo que la necesitan, a través de las arterias.

6. Barreras, mucosas y epitelio respiratorio

-¿Cómo ingresan los gérmenes a nuestro cuerpo por las vías respiratorias?

Cuando respiramos el aire que ingresa en nuestro organismo no está completamente limpio.

El mismo contiene sustancias químicas y partículas orgánicas como polvo, bacterias, hongos, virus y polen que pueden ser perjudiciales para nuestra salud.

-¿Cuáles son los mecanismos de defensa del sistema respiratorio?

El aparato respiratorio cuenta con una serie de barreras físicas para evitar el ingreso de gérmenes. Entre ellas se encuentran los vellos nasales, las mucosas, la tos y los estornudos.

Cuando estas defensas no logran impedir la entrada y el desarrollo de los agentes patógenos, el sistema inmune propiamente dicho se pone en funcionamiento.

-¿Qué son las mucosas?

Las mucosas son una serie de membranas que envuelven a todo el aparato respiratorio, desde la laringe hasta los bronquios, para protegerlo. Para ello segregan una sustancia densa y pegajosa que cubre las paredes internas de estos órganos.

Cuando los agentes nocivos ingresan al cuerpo por las vías respiratorias y superan el vello nasal, son atraídas por este moco viscoso, donde quedan atrapados y luego son expulsados por la nariz y la boca.

-¿Qué ocurre cuando estornudamos o tosemos?

Cuando en el cuerpo ingresan partículas demasiado grandes para ser atrapadas por la sustancia pegajosa de las mucosas, el organismo activa mecanismos de emergencia para intentar expulsarlas.

En el caso del estornudo y la tos, se produce una estimulación de receptores nerviosos, quienes eliminan una gran cantidad de aire del organismo a gran velocidad, buscando arrastrar también a cuerpo extraño.

-¿Qué es el epitelio respiratorio?

Este epitelio es un tejido que cubre la superficie, cavidades y conductos del tracto respiratorio, humedeciéndolo y protegiéndolo.

El mismo funciona como una barrera contra partículas extrañas y agentes patógenos, previniendo infecciones y daños.

7. Infecciones respiratorias agudas

-¿Qué son las infecciones respiratorias agudas?

Son infecciones de las vías respiratorias con evolución menor a 15 días que pueden ser transmitidas de persona a persona.

Las mismas pueden ser leves, moderadas o graves y constituyen una importante causa de muerte en el mundo, principalmente en niños menores de 5 años y adultos mayores de 65 años.

-¿Cuáles son los síntomas más comunes de una infección respiratoria aguda?

Entre sus signos más frecuentes se encuentran la fiebre, la tos, el letargo y la dificultad para respirar. También los dolores de garganta, de cabeza, en el tórax y las articulaciones.

-¿Cuál es la principal complicación que pueden causar estas infecciones?

En casos graves estas infecciones pueden generar una neumonía, donde un determinado virus o bacteria produce una inflamación de los pulmones.

Esta enfermedad se caracteriza por síntomas como fiebre alta, escalofríos, dolor intenso en el tórax, tos y secreciones, y puede ser mortal.

8. Virus respiratorios más comunes

-¿Cuáles son los virus respiratorios más comunes?

Los virus más frecuentes son el Virus Respiratorio Sincitial, el Rinovirus, la influenza y los adenovirus.

-¿Qué es el Virus Respiratorio Sincitial?

Es un virus que causa infecciones pulmonares y en las vías respiratorias, principalmente en bebes, niños pequeños y adultos mayores.

Sus síntomas varían dependiendo de la edad del infectado. En general son moderados e incluyen tos, congestión nasal y fiebre baja.

En casos más graves puede haber dificultad para respirar y coloración azul como consecuencia de la falta de oxígeno.

-¿Qué es el rinovirus?

Es un virus que puede causar un resfriado común, faringitis, infecciones de oído y sinusitis. En algunos pocos casos, también neumonía y bronquiolitis.

El rinovirus es uno de los patógenos más comunes en seres humanos y se contagia fácilmente de persona a persona.

-¿Qué es la influenza?

Es el virus de la gripe, que ataca principalmente a la nariz, la garganta y los pulmones. Es de fácil contagio y tiene un período de incubación de entre 1 y 3 días.

Sus síntomas son similares a los de un resfriado, aunque un poco más bruscos y repentinos. Estos incluyen nariz que gotea, estornudos y dolor de garganta.

En general este virus desaparece por sí solo, pero en algunos casos puede traer complicaciones más graves.

-¿Qué son los adenovirus?

Son un tipo de virus que, además de las vías respiratorias, pueden infectar las membranas de los ojos, los intestinos, las vías urinarias y el sistema nervioso.

Los mismos causan fiebre, resfriados, conjuntivitis, diarrea, bronquitis y pulmonía, entre otras dolencias.

Los adenovirus atacan a personas de cualquier edad, aunque son más frecuentes en niños.

9. Sobre-infecciones bacterianas

-¿Qué son las bacterias?

Las bacterias son microorganismos unicelulares que proliferan en diferentes tipos de ambientes. La mayoría de ellas no hacen daño e incluso algunas son esenciales para el cuerpo humano, como las que intervienen en la digestión de los alimentos.

Sin embargo, alrededor del 1% pueden ser perjudiciales para la salud y producir enfermedades.

-¿En qué se diferencian de los virus?

Los virus son más pequeños y necesitan de huéspedes vivos para sobrevivir, ya que no tienen mecanismos propios. Las bacterias, en cambio, tienen la propiedad de crecer y reproducirse por sí mismas.

Sin embargo, desde el punto de vista médico la principal diferencia es que los antibióticos suelen matar a las bacterias pero son ineficaces contra los virus.

-¿Qué es la sobreinfección bacteriana?

Es un concepto que se utiliza en medicina para los casos de una infección respiratoria viral a la que se suma una complicación bacteriana.

Cuando esto ocurre las bacterias facilitan que el virus se replique y viceversa, lo que hace que la infección se agrave, pudiendo incluso llegar a ser mortal.

10. Complicaciones respiratorias altas y bajas

-¿Cómo se clasifican las infecciones respiratorias?

Las mismas se clasifican en altas y bajas, dependiendo de cuál sea la zona afectada.

Las altas aquejan desde las fosas nasales hasta las cuerdas vocales en la laringe, pasando por los senos paranasales y el oído medio.

Las bajas, a su vez, comprenden a las que afligen desde la tráquea y los bronquios hasta los bronquiolos y los alvéolos.

-¿Cuáles son las complicaciones de las vías respiratorias altas más comunes?

Las más habituales son la rinitis (resfriado común), la sinusitis, la gripe, las infecciones del oído, la amigdalitis, la faringitis y la laringitis.

La gran mayoría de estas infecciones son leves y tienen un principio y un fin natural luego de un determinado período de tiempo.

-¿Cuáles son las complicaciones de las vías respiratorias bajas más comunes?

En este caso las más habituales son la bronquiolitis, la gripe y la neumonía.

En general las infecciones de las vías respiratorias bajas suelen ser más graves que las altas.

Parte II. Virología, Coronavirus y COVID-19

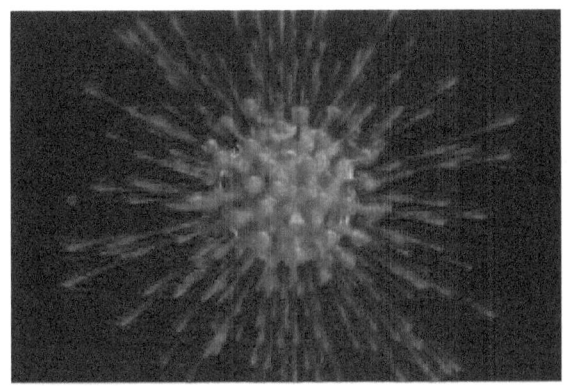

11. Tipos y características de los virus no respiratorios

-Doctor Mario, ¿cómo se clasifican las infecciones virales?

Estas infecciones se clasifican de acuerdo al órgano más afectado por el virus. Por ejemplo, además de las respiratorias hay infecciones virales gastrointestinales, hepáticas, neurológicas y cutáneas, entre otros tipos.

-¿Qué puede decirnos de las infecciones virales gastrointestinales?

La gastroenteritis viral generalmente se contagia a través del contacto con personas infectadas o por ingerir alimentos o líquidos contaminados. Sus signos más frecuentes son la diarrea, los cólicos estomacales, los vómitos y la fiebre.

Entre estos virus el rotavirus suele afectar a niños; el norovirus a niños mayores y adultos; y el astrovirus y el adenovirus a lactantes y niños pequeños.

-¿Y las infecciones virales hepáticas?

Dentro de estas enfermedades se encuentra la hepatitis. La A se trasmite vía fecal-oral; la B a través de diferentes fluidos corporales como la sangre, el semen y la saliva; y el C vía sexual o a través de la sangre.

Además, otros virus que pueden afectar al hígado son el citomegalovirus, el Epstein-Barr, el de la fiebre amarilla y la rubeola.

-¿Cómo son las infecciones virales neurológicas?

Estas son un grupo variable de infecciones que afectan el sistema nervioso central y sus causas pueden ser agentes infecciosos de diversos grupos virales, así como bacterias y también hongos.

Dentro de los virus, existe un grupo llamado arbovirus, ya que generalmente se transmiten a los humanos por medio de la picadura de artrópodos que ingieren sangre, como mosquitos y garrapatas.

La mayoría de los casos de encefalitis, que implica la inflamación del cerebro debido a una infección, son virales.

-¿Qué otros tipos de virus no respiratorios son más reconocidos?

Entre otros podemos mencionar a los herpesvirus, que causan mononucleosis, herpes labial y genital y varicela, entre otras enfermedades.

También al virus del papiloma humano, que provoca lesiones epiteliales como las verrugas.

Otros casos son los virus del sarampión y las paperas, y el VIH, que se trasmite vía sexual, por la sangre o por la leche materna y causa el SIDA.

12. Gripes y virus más agresivos al árbol respiratorio

-¿Qué es la gripe y qué la causa?

La gripe es una infección respiratoria viral que infecta la nariz, la garganta y los pulmones. Es causada por el virus de la influenza que se transmite de persona a persona y se propaga fácilmente.

Cuando un enfermo tose, estornuda o habla expulsa por el aire pequeñas gotas que pueden caer en la boca o nariz de las personas que están cerca.

Además también es posible contagiarse tocando un objeto o superficie que tiene el virus y luego pasarse esta mano por la boca, la nariz o los ojos.

-¿Qué complicaciones puede traer la gripe?

En casos graves puede generar neumonía (inflamación de los pulmones), encefalitis (inflamación del cerebro), miocarditis (inflamación del corazón), meningitis (inflamación en las meninges) y convulsiones.

-¿Cuáles son los virus respiratorios más agresivos?

Además de la gripe, entre ellos podemos mencionar a la fiebre hemorrágica de Marburgo, el virus del Ébola, el hantavirus, la gripe aviar, la influenza porcina (H1N1) y los coronavirus.

-¿Qué es la fiebre hemorrágica de Marburgo?

Es una enfermedad causada por uno de los virus más letales, con una tasa de mortalidad del 90 %. Provoca fiebre severa, dolor de cabeza, convulsiones y hemorragias de las mucosas, la piel y los órganos internos. De momento no hay vacunas para combatirlo.

-¿Qué es el Virus del Ébola?

Es un virus similar al anterior, que provoca hemorragias en todo el cuerpo, fiebre y diarrea. Su tasa de mortalidad es del 70 % y a la fecha tampoco hay vacunas.

-¿Qué es el hantavirus?

Es un grupo de virus que se contagian por la exposición a los excrementos de roedores infectados. Provocan fiebre e insuficiencia pulmonar y renal.

-*¿Qué es la gripe aviar?*

Es un tipo de influenza que afecta principalmente a las aves, pero que también puede contagiarse a los humanos. Sus síntomas más comunes son fiebre alta, diarrea, vómitos, dolor abdominal y sangrados. Su tasa de mortalidad es del 70%.

-*¿Qué es la influenza porcina (H1N1)?*

Es un tipo de gripe transmitida por los cerdos. Sus signos más comunes son fiebre, dolor de cabeza, tos, náuseas y vómitos.

13. Coronavirus: tipos, su forma y la estructura

-*¿Qué son los coronavirus?*

Los coronavirus son una amplia familia de virus que pueden causar diversas afecciones, desde un resfriado común hasta enfermedades más graves, como el síndrome respiratorio de

Oriente Medio (MERS-CoV) y el síndrome respiratorio agudo severo (SARS-CoV).

El SARS-CoV-2, que causa la enfermedad COVID-19, es una nueva cepa que no se había encontrado antes en el ser humano.

-¿Cuántos tipos de coronavirus hay?

Hay una gran cantidad de coronavirus que provocan dolencias respiratorias, gastrointestinales, hepáticas y neurológicas en animales.

De ellos, de momento solo hay 7 que pueden causar enfermedades en seres humanos. Son los denominados HCovs (Human coronavirus).

-¿Cuál es la forma y estructura de los coronavirus?

A esta familia de virus se los llama coronavirus porque vistos desde un microscopio sus superficies tienen puntas en formas de corona.

Su estructura está compuesta por una envoltura que encierra una cadena simple de ácido ribonucleico (ARN, el material genético del virus), y una membrana lípidica glicoproteica de la que sobresalen varias proteínas con diferentes funciones.

Entre ellas, la proteína S posibilita al virus ingresar en las células, la proteína E es fundamental para infectar a otras y la proteína N les permite ocultar el material genético.

14. Clasificación de los coronavirus

-¿Cuáles son los siete coronavirus que afectan a seres humanos?

Los cuatro más comunes son HCoV-229E, HCoV-OC43, HCoV-NL63 y HCoV-HKU1. Estos son poco peligrosos y se encuentran principalmente en resfriados que no ponen en peligro la vida. Se cree que la mayoría de las personas han desarrollado defensas contra ellos y están inmunizadas.

De los tres restantes el primero en aparecer fue el síndrome respiratorio agudo severo (SARS-CoV). El mismo surgió en China en el año 2002 y causó 800 muertos, con una letalidad del 9,6 %.

El segundo fue el síndrome respiratorio de Oriente Medio (MERS-CoV), que brotó en el año 2012 y se extendió por 27 países de Asia, Europa, África y Norte América. Fue más letal que el anterior (34,5 %) y causó 850 muertes.

El tercero es el actual coronavirus SARS-CoV-2, que surgió en China a fines de 2019 y se propagó por casi todo el mundo. Su tasa de mortalidad es relativamente baja en comparación a los otros dos, de entre un 3 y un 4 %, pero al ser tan masivo el número de víctimas es mucho más alto.

15. Coronavirus trasmitidos por animales

-¿Cuáles son los animales que transmiten los coronavirus?

Existen muchos animales salvajes que portan patógenos y son posibles transmisores de enfermedades contagiosas. Entre los que sabemos que pueden ser anfitriones del coronavirus se encuentran murciélagos, civetas, tejones, ratas de bambú y camellos salvajes.

-¿Cómo se transmiten los coronavirus de los animales a los humanos?

En general este tipo de contagios ocurren cuando los humanos invaden los espacios donde habitan animales salvajes y cuando estos se cazan para comer o para venderse.

Ciertos animales están acostumbrados a convivir con determinados virus. El problema ocurre cuando el hombre manipula estos animales y el virus muta para alojarse y sobrevivir en otras especies.

Si bien todavía no está confirmado cuál fue el animal que provocó el brote actual de coronavirus, las teorías apuntan a los murciélagos. El contagio de estos animales a los humanos podría haber ocurrido después de la mutación a través de uno o varios anfitriones intermedios.

-¿Por qué estos brotes surgen generalmente en oriente?

Una de las razones es la gran cantidad de habitantes que tienen muchos de estos países.

La rápida urbanización que están teniendo estas regiones, donde ya vive cerca del 60 % de la población mundial, hace que invadan espacios donde habitan animales salvajes. Esto obliga a que haya una mayor proximidad con poblaciones humanas y animales domésticos, facilitando el contagio.

Por otro lado, las costumbres alimenticias de estos países, que incluyen a murciélagos y serpientes entre otros animales salvajes, generan muchas veces este tipo de desarrollos, como ya ocurrió anteriormente con las gripes aviar y porcina, y con los coronavirus.

-¿Nuestras mascotas pueden transmitir coronavirus?

Hasta el momento no hay pruebas de que los animales de compañía, como perros o gatos, puedan transmitir este tipo de virus.

16. Resistencia en diferentes ambientes

-¿Cuánto tiempo pueden vivir los coronavirus en los ambientes?

En general esta clase de virus tienen la capacidad de sobrevivir varias horas en superficies lisas y, si la temperatura y la humedad son adecuadas, incluso pueden durar días.

Sin embargo es posible dejarlos rápidamente inactivos utilizando desinfectantes comunes o exponiéndolos a temperaturas más altas.

-¿Cuándo dura el nuevo coronavirus en el aire?

Se cree que el nuevo coronavirus puede sobrevivir en el aire durante al menos 30 minutos.

-¿Cuál es su supervivencia del nuevo coronavirus a otros entornos?

Si bien todavía no hay datos concluyentes, un estudio realizado en China indica que el tiempo de supervivencia del nuevo coronavirus a diferentes temperaturas ambientales es el siguiente:

-Aire a 10-15°C: 4 horas.

-Gotas de tos a 25°C: 24 horas.

-Manos a 20-30°C: menos de 5 minutos.

-Ropa a 10-15°C: menos de 8 horas.

-Madera a 10-15°C: 48 horas.

-Acero inoxidable a 10-15°C: 24 horas.

17. Diferencias entre COVID-19 y coronavirus anteriores

-¿Cuáles son las diferencias del nuevo coronavirus con los anteriores?

Como ya comenté, si bien la COVID-19 es menos letal, es mucho más infeccioso, lo que hace que se propague rápidamente.

En cuanto al período de incubación (el tiempo que transcurre entre la infección y la aparición de los síntomas de la enfermedad), el del nuevo virus es de entre 2 y 14 días, mientras que el del SARS es de 2 a 7 días y el del MERS 6 días.

18. Virulencia del SARS-CoV-2

-¿Qué tan contagioso y virulento es el nuevo coronavirus?

Para medir su virulencia se deben considerar tanto la infectividad como su letalidad. El SARS-CoV-2 es altamente infeccioso y su tasa de letalidad es de entre un 3 y un 4 por ciento. Esto significa que es casi dos veces más contagioso que la gripe y por ello su mortalidad, aunque menor que la influenza, se acumula rápidamente.

Sin embargo es menos letal que los coronavirus anteriores: el porcentaje de letalidad del SARS es del 9,6 por ciento y el del MERS del 34,5 por ciento.

-¿Cuál es la diferencia entre epidemia y pandemia?

Se denomina epidemia a una enfermedad que se propaga durante algún tiempo por un determinado país, atacando simultáneamente a un gran número de personas.

Esta pasa a ser una pandemia cuando la enfermedad se extiende a muchos países o ataca a casi todos los individuos de una localidad o región.

-¿Por qué este virus se convirtió en una pandemia?

Debido a las mutaciones antigénicas que sufrió el virus, los seres humanos no cuentan con inmunidad contra esta cepa.

Esto, sumando a que hay más de una ruta de transmisión, provocó que la COVID-19 se extendiera por casi todo el mundo afectando a un importante número de personas.

19. Inmunidad a la COVID-19

-¿Pueden los humanos desarrollar inmunidad al nuevo coronavirus?

Todavía es muy prematuro para dar una respuesta. De momento no hay datos científicos determinantes sobre la duración de los anticuerpos inmunes protectores generados en pacientes que tuvieron la enfermedad y se curaron.

De todos modos, es posible que estos pacientes queden protegidos de futuras infecciones.

-¿Estas personas recuperadas serían inmunes al virus para toda su vida?

En general los anticuerpos protectores se producen dos semanas después de una infección y pueden durar varias semanas o incluso muchos años en el cuerpo, evitando la reinfección.

Por ejemplo, los anticuerpos generados contra el sarampión brindan una vida entera de inmunidad. En tanto, los creados contra los coronavirus que causan un resfrío común duran entre uno y tres años.

-¿Cómo fue la inmunidad en los casos del SARS y el MERS?

La mayoría de las personas que se infectaron de SARS desarrollaron una inmunidad a largo plazo, de entre ocho a diez años. En el caso del MERS fue mucho más corta. Se estima que la inmunidad contra la COVID-19 podría ser por lo menos 1 o 2 años, aunque de momento no hay datos concretos al respecto.

-¿Qué beneficios podría generar que haya personas inmunes al virus?

Las personas inmunes podrían ayudar a cuidar a los enfermos graves hasta la aparición de una vacuna. Además sus anticuerpos podrían ser suministrados a pacientes que los necesiten mediante suero sanguíneo.

Por otro lado, el aumento de la inmunidad es también la manera con la cual se derrota a la pandemia, ya que a medida que haya menos personas para infectar, el virus pierde fuerza e incluso los públicos vulnerables quedan menos expuestos al contagio.

Parte III. Riesgos y trasmisión entre humanos

20. Características epidemiológicas

-Doctor Mario, ¿cuáles son las etapas epidemiológicas de la COVID-19?

El nuevo coronavirus desde sus inicios pasó por cuatro etapas: primero comenzó como un brote local, luego siguió con una transmisión comunitaria y continuó con un contagio generalizado en el que se transformó primero en una epidemia y por último en una pandemia.

-¿Cómo fue el desarrollo de estas etapas?

En el caso de China, donde se originó el brote, la etapa local se dio principalmente en el mercado de Wuhan, en el que se vendían mariscos, pulpos, serpientes, murciélagos y tejones, entre otros animales.

Luego la transmisión comunitaria atacó a toda la ciudad de Wuhan, a través del contacto directo de persona a persona.

Por último, la difusión continuó en forma rápida a todo el país y luego se extendió al resto del mundo.

-¿Cómo fue la dinámica de transmisión en el caso chino?

En la etapa inicial el período de incubación promedio del virus fue de 5,2 días. En tanto, el número de personas infectadas se duplicó cada 7,4 días y el intervalo de tiempo de transmisión de una persona a otra fue de 7,5 días.

Se estima que cada paciente infectó a entre 2,2 y 3,8 personas en promedio. En cuanto a la edad de los afectados, el 87 por ciento fueron personas de entre 30 y 79 años.

Del total de casos, 81 por ciento fueron leves, 14 por ciento severos y 5 por ciento críticos.

-¿Cuál fue el intervalo de tiempo promedio desde el inicio de la enfermedad hasta la hospitalización?

En los casos leves el intervalo fue de 5,8 días.

En los casos severos, el intervalo hasta la hospitalización fue de 7 días y de 8 días hasta el diagnóstico.

Por último, para los casos de mortalidad, el intervalo hasta el diagnóstico fue de 9 días y de 9,5 días hasta la muerte.

-¿Cuánto dura en promedio la infección por este virus?

La duración de la enfermedad varía de persona a persona. Los síntomas leves en un individuo sano pueden desaparecer solos en unos pocos días, generalmente alrededor de una semana, como en el caso de una gripe.

En cambio, la recuperación de un paciente con otros problemas de salud puede llevar semanas y, en casos graves, ser potencialmente mortal.

21. Rutas de transmisión más comunes

-¿Cómo se propaga la COVID-19?

Esta enfermedad se contagia a través del contacto directo o con secreciones de personas infectadas, como por ejemplo las gotas de la tos o de un estornudo.

También por tocar un objeto o superficie que tenga el virus y luego pasarse las manos por la boca, los ojos o la nariz antes de lavarlas correctamente.

De todos modos aún se siguen investigando las formas de propagación.

-¿La enfermedad puede transmitirse a través del aire?

Los estudios realizados hasta la fecha indican que este virus se transmite principalmente por contacto con gotas respiratorias más que por el aire.

Sin embargo, hay informes que confirman que la difusión del virus en el aire es más sostenida que lo que se considerada al inicio de la pandemia.

-¿Es posible contagiarse esta enfermedad por el contacto con una persona que no presenta síntomas?

Al ser la inhalación de las gotas expelidas por alguien al toser o estornudar la principal fuente de contagio, el riesgo de contraer la enfermedad de alguien que no presenta signos es bajo.

Sin embargo, muchas personas con COVID-19 solo muestran síntomas leves. De esta manera, es posible contagiarse el virus de alguien que por ejemplo tiene solo una tos leve y no se siente enfermo.

-¿Es posible contagiarse esta dolencia por contacto con las heces de una persona enferma?

Si bien las primeras investigaciones muestran que en algunos casos el virus puede estar presente en las heces de las personas infectadas, el riesgo de contagio parece ser bajo.

No obstante, por más que haya pocas probabilidades, se recomienda lavarse las manos con frecuencia después de ir al baño y antes de comer.

-¿La enfermedad puede transmitirse de madre a hijo?

Los primeros estudios señalan que no hay transmisión vertical antes, durante y tras el parto por lactancia materna de madres infectadas a hijos. De todos modos se continúa investigando al respecto.

-¿Es seguro darle la mano a una persona infectada?

No. Los virus respiratorios pueden transmitirse al darse la mano y luego tocarse los ojos, la nariz y la boca.

Lo más seguro es evitar el contacto físico al saludarse o hacerlo con un gesto, una inclinación de la cabeza o una reverencia.

-¿Usar guantes de goma ayuda a prevenir la infección contra el virus?

No. El hecho de usarlos no impide el contagio ya que si la persona se toca la cara con el guante se puede transmitir el virus de la misma manera que con la mano.

-¿Puedo contraer la COVID-19 por una transfusión de sangre?

De momento no hay evidencia que indique que este coronavirus pueda transmitirse a través de una transfusión sanguínea.

22. Transmisión por gotas aéreas

-¿Cómo es la transmisión por gotas áreas?

Las gotas son unas pequeñas partículas de forma esferoidal que contienen agua, con un diámetro mayor de 5 micrómetros. Las respiratorias se generan mayoritariamente al toser, estornudar o hablar.

Estas gotas salen despedidas a uno o dos metros de quien las emite y pueden contagiar a una persona que se encuentra cerca y las inhala.

Debido a su tamaño y peso, las gotas no permanecen suspendidas en el aire por mucho tiempo y caen rápidamente a la tierra.

-¿Qué otras dolencias se transmiten por medio de gotas respiratorias?

Además de la COVID-19, entre otros virus que se transmiten de esta manera se encuentran la gripe, el coronavirus SARS, el adenovirus, el rinovirus, el micoplasma, el estreptococo grupal y el meningococo.

-¿En qué otra circunstancia pueden generarse gotas respiratorias?

Estas gotas también pueden generarse durante los procedimientos invasivos del tracto respiratorio, como la aspiración o la broncoscopia, la intubación traqueal, la reanimación pulmonar y los movimientos estimulantes de la tos, como los cambios de posición en la cama o las palmaditas en la espalda.

-¿Cómo se da la transmisión por vía aérea?

Este tipo de contagio se conoce como transmisión por aerosol. Los aerosoles son suspensiones de pequeñas partículas o gotitas de menos de 5 micrómetros de diámetro que contienen patógenos.

De momento la Organización Mundial de la Salud ha asegurado que no hay pruebas suficientes para sugerir que la COVID-19 se transmite por el aire, excepto en determinados contextos médicos, como cuando se intuba a un paciente infectado.

Sin embargo algunos científicos sostienen que hay evidencias preliminares de que podría darse este tipo de contagio. Por ello se recomienda tomar precauciones, como aumentar la ventilación de los ambientes, para reducir los riesgos.

23. Transmisión por contacto indirecto

-¿Cómo se da la transmisión por contacto indirecto?

Este tipo de transmisión se da cuando las gotas que contienen el virus se depositan en la superficie de algún objeto, como por ejemplo un teléfono móvil o el pasamos de una escalera.

Si una persona toca esos objetos y luego se pasa la mano por la boca, los ojos o la nariz puede contagiarse.

-¿Cuánto tiempo sobrevive este virus en una superficie?

De momento no se sabe con seguridad. En general esta clase de virus tienen la capacidad de sobrevivir varias horas en superficies lisas y, si la temperatura y la humedad son adecuadas, incluso pueden durar días.

Sin embargo es posible dejarlos rápidamente inactivos utilizando desinfectantes comunes o exponiéndolos a temperaturas más altas.

-¿Es seguro recibir un paquete de una zona en la que se hayan notificado casos de COVID-19?

Sí. La probabilidad de contraer el virus por contacto con un paquete que ha sido manipulado, transportado y expuesto a diferentes condiciones y temperaturas es muy bajo.

-¿Qué medidas de protección se pueden tomar para evitar este tipo de contagios?

Es fundamental lavarse las manos con frecuencia, usando agua y jabón o un desinfectante a base de alcohol. También hay que evitar tocarse los ojos, la nariz y la boca.

Por otro lado, también es importante desinfectar objetos y superficies de uso diario con aerosoles de limpieza.

24. Riesgos para contactos más cercanos

-¿Qué se entiende por contacto cercano?

Los contactos cercanos son todas aquellas personas que tienen relación con un paciente infectado o sospechoso de estarlo.

Esto incluye por ejemplo a todos los que viven, estudian o trabajan con esa persona y también a aquellos que compartieron el mismo transporte o elevador.

-¿Qué ocurre en el caso de un paciente que está internado?

En este caso se consideran contactos cercanos a los médicos, personal hospitalario, familiares o amigos que han estado junto al paciente sin tomar medidas de protección efectivas durante su estadía en el centro médico.

También a otros enfermos y sus acompañantes que comparten la misma sala con el infectado.

25. Observación médica a contactos por 14 días

-¿Por qué los contactos cercanos deben someterse a una cuarentena de 14 días?

El período de incubación (el tiempo que transcurre entre la infección y la aparición de los síntomas de la enfermedad) del nuevo virus es de entre 2 y 14 días.

Por ello es importante resguardar y monitorear a los contactos cercanos para detectar si están infectados y a la vez evitar que transmitan la enfermedad a más personas.

-¿Qué se evita con esta medida?

Estas personas pueden estar sin síntomas durante varios días luego de haberse infectado. Esto significa que parecen completamente sanas pero están transmitiendo la enfermedad a otros sin saberlo.

Con la cuarentena se evita este posible contagio. Por ello es importante que las personas no esperen a que aparezcan los signos de la enfermedad para aislarse.

26. Corte de la cadena de transmisión

-¿Qué es el distanciamiento social?

El distanciamiento social es una medida que los funcionarios de la salud pública recomiendan para disminuir la propagación de una enfermedad que se transmite de persona a persona.

Cuando los infectados por el virus se mantienen alejados de los demás, no pueden contagiar a nadie. De esta manera hay menos cantidad de personas enfermas al mismo tiempo.

-¿Para qué sirve el distanciamiento social?

Esta medida sirve para reducir el potencial de transmisión de la enfermedad. Si se hace de una manera correcta y a gran escala, la distancia social rompe o disminuye la cadena de contagio.

Así se ayuda a proteger a los públicos vulnerables y se baja la carga de atención en los hospitales, evitando el colapso del sistema sanitario.

-¿Qué implica el distanciamiento social?

Este concepto implica dejar una distancia de más de dos metros con otras personas; y evitar las multitudes, las reuniones masivas y las reuniones familiares y de amigos en lugares cerrados.

También evitar dar la mano, abrazar o besar a otras personas; y no visitar a personas vulnerables, como las que se encuentran en centros de atención para personas mayores u hospitales, bebés o personas con sistemas inmunes comprometidos.

En zonas de riego todos deben quedarse en sus casas lo máximo posible para evitar la propagación del virus.

-¿Qué medidas masivas se están tomando en las comunidades afectadas para facilitar el distanciamiento social?

En muchas de las comunidades afectadas o en riesgo se están decretando cuarentenas generales. Esto incluye el cierre de fábricas, oficinas, bancos, escuelas, teatros, cines, shoppings, restaurantes, gimnasios y comercios que no sean esenciales, y la suspensión de espectáculos y eventos deportivos, culturales y sociales.

Algunos países también cerraron sus fronteras y están prohibiendo a los ciudadanos salir a la calle sin un justificativo.

27. Grupos de riesgos más susceptibles al contagio

-¿Hay personas que tienen más riesgo de contagiarse que otras?

Al ser una nueva cepa de virus que no se había encontrado antes en los seres humanos, todos somos susceptibles a ella por no contar con inmunidad.

Si se expone al virus, cualquier persona puede contagiarse, cuente con una función inmunológica normal o no.

Por ejemplo, los niños tienen tanto riesgo de contraer la enfermedad como los adultos. Sin embargo, en general los síntomas en ellos son más leves que en las personas mayores.

-¿Hay personas que presentan más riesgos si se contagian?

Sí. Las personas mayores de 60, las que tienen enfermedades respiratorias o cardiovasculares y las que tienen afecciones como diabetes presentan mayores riesgos en caso de contagio.

Además, en aquellas con una función inmune deficiente, como los ancianos, las mujeres embarazadas o las personas con disfunción hepática o renal, la enfermedad progresa relativamente rápido y los síntomas son más graves.

Parte IV. Casos, clínica y posibles complicaciones

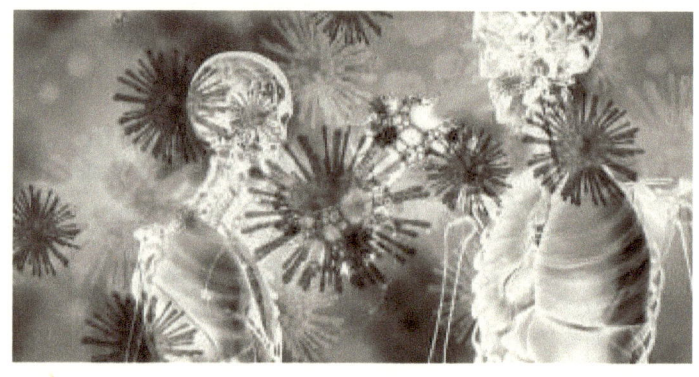

28. Casos subclínicos

-Doctor Mario, ¿cuáles son las manifestaciones clínicas de la COVID-19?

En general lo primero que aparece en estos pacientes es la fiebre, aunque algunos solo presentan escalofríos y síntomas respiratorios.

Esto puede estar acompañado de dificultad para respirar, tos seca, cansancio y diarrea, entre otros síntomas. En tanto, la secreción nasal y la flema son poco frecuentes.

Por otro lado, las radiografías de tórax muestran características de neumonía viral y durante la etapa inicial de la enfermedad el recuento de glóbulos blancos es normal o inferior al normal, mientras que el recuento de linfocitos puede disminuir.

-¿En qué porcentajes se dan estos síntomas al comienzo de la infección?

La fiebre aparece en el 88 % de los casos. En tanto la tos seca se presenta en un 67 %, la fatiga en un 38%, la dificultad para respirar en un 19% y el dolor muscular en un 15%.

-¿Cómo suele ser la evolución de la enfermedad?

La mayoría de los pacientes tienen un buen pronóstico y los síntomas desaparecen en unos pocos días.

En otros, en cambio, la recuperación puede llevar varias semanas y volverse crítica e incluso ser potencialmente mortal.

29. Casos sospechosos

-¿Qué se considera un caso sospechoso de COVID-19?

Si bien todas las personas son susceptibles de estar infectadas, hay tres casos que se consideran como altamente sospechosos:

Un paciente con infección respiratoria aguda que tiene un inicio súbito de fiebre, tos o dificultad para respirar, sin ninguna otra causa que la explique y con historial de un viaje o residencia en una región que reporta transmisión local o comunitaria de la enfermedad en los últimos 14 días.

Un paciente con cualquier enfermedad respiratoria aguda que haya estado en contacto cercano con un caso confirmado o probable de COVID-19 en los últimos 14 días antes del inicio de los síntomas.

Un paciente con infección respiratoria aguda con fiebre, tos o dificultad para respirar que requiera hospitalización sin ninguna otra causa que explique este cuadro clínico.

-¿Qué se considera un caso probable de COVID-19?

Se denomina como probable a cualquier caso sospechoso de COVID-19 en el que las pruebas de laboratorio no fueron concluyentes.

30. Casos confirmados

-¿Qué se considera un caso confirmado de COVID-19?

Se considera de esta manera a cualquier persona con confirmación positiva por laboratorio del virus, independientemente de los signos o síntomas clínicos que presente.

-¿Y los casos descartados?

Son casos sospechosos en los que las pruebas de laboratorio para detectar el virus dieron negativo.

31. Síntomas más comunes de la enfermedad

-¿Cuáles son los síntomas más comunes de la COVID-19?

Como venimos comentando los signos más comunes son fiebre, tos, dolor de garganta o de cabeza, falta de aire o dificultad para respirar, escalofríos y malestar general.

También puede haber goteo de la nariz y flemas, aunque son poco usuales en estos casos.

-¿Cuál es la severidad de estos síntomas?

La severidad puede variar de leve a grave. Otras, en cambio, pueden tener el virus y no presentar ningún signo.

Del total de infectados, alrededor del 80 % se recupera de la enfermedad sin necesidad de realizar ningún tratamiento especial.

Del resto de los casos, cerca del 15 % son severos y 5 ‰ críticos.

32. Signos clínicos a buscar

-¿Qué signos clínicos pueden indicar la presencia de este virus?

En estos pacientes es frecuente la disminución de la cantidad de plaquetas circulantes en el torrente sanguíneo (trombocitopenia), lo cual se considera como un mal signo.

Por su parte, el número de leucocitos en la sangre no brinda información precisa sobre esta enfermedad. Se han reportado tanto casos de leucopenia (inferior al normal) como de leucocitosis (aumento en el número).

En cuanto al recuento de linfocitos, su disminución es más común y suele aparecer en el 80 % de los pacientes.

-¿Qué marcadores inflamatorios son comunes en estos pacientes?

El nivel de procalcitonina en la sangre suele ser normal al comienzo de la enfermedad pero aumenta en los pacientes que requieren de cuidados intensivos.

En los casos severos el dímero D también está elevado.

Por otro lado, en la mayoría de los infectados también aumenta la proteína C-reactiva (PCR) y la tasa de sedimentación globular, mientras que en algunos casos presentan enzimas hepáticas, enzimas musculares y mioglobina elevadas.

33. Pruebas de laboratorio importantes

-¿Cómo se diagnostica la COVID-19?

Para confirmar esta enfermedad se necesitan exámenes de laboratorio de muestras del tracto respiratorio superior (saliva y líquido nasal) e inferior (sustancias de la garganta y los bronquios).

También se suele realizar un análisis de coagulación de sangre, otro bioquímico y un conteo sanguíneo, junto a pruebas de anticuerpos y aislamiento del virus que permitan identificarlo y descartar otras dolencias.

-¿En qué consiste el test PCR?

Esta prueba se conoce como PCR por sus siglas en inglés de reacción en cadena de la polimerasa. La misma permite comprobar si en las células de una persona hay fragmentos del material genético de un determinado patógeno o un microorganismo causante de alguna dolencia.

En el caso particular de la COVID-19 se busca detectar la presencia de una molécula de ácido ribonucleico (ARN, el material genético del virus). Si aparece, quiere decir que el paciente está infectado.

-¿Cuáles son las ventajas y desventajas de este método?

La prueba PCR tiene la ventaja de que es muy específica, ya que permite diferenciar entre dos patógenos muy similares. Además es muy eficaz, debido a que puede detectar al virus en las primeras fases de la infección.

Por el contrario, su desventaja es que los resultados demoran un par de horas en salir, lo que puede ser un problema en casos de urgencia.

-¿Cómo se realiza este test?

Para hacer este estudio se necesita primero obtener una muestra de células del paciente. Para ello se introduce un hisopo en ambas fosas nasales o hasta el fondo de la garganta y se frota en forma repetida sobre las mucosas.

Este proceso es indoloro aunque puede ocasionar molestias leves.

-¿Qué son los test rápidos de coronavirus?

Son pruebas que utilizan muestras de sangre para detectar los anticuerpos producidos frente a la enfermedad, o muestras respiratorias para buscar proteínas del virus.

A diferencia de las PCR, estos exámenes son útiles a partir del quinto día de infección. Además tienen la desventaja de que no son tan eficaces y específicos.

-¿Cómo se realiza el test rápido?

En este caso la muestra se coloca en una tira reactiva con un líquido, lo que hace que se detecten los anticuerpos.

En las tiras aparecen unas banditas con el resultado, como en los test de embarazo.

-¿Cuánto demora en obtenerse los resultados de estas pruebas?

En general la prueba PCR demora entre 4 horas y 6 horas, pero debido a la alta demanda como consecuencia de la pandemia la espera puede llegar a los dos días.

Por su parte, los test rápidos permiten obtener los resultados en 15 minutos.

-¿Las pruebas son cien por ciento efectivas?

No. Los test pueden fallar, aunque se espera que tengan una fiabilidad superior al 80 %.

-¿Qué se recomienda hacer con los resultados?

En caso de dar positivo, se aconseja realizar una segunda prueba dirigida a un gen SARS-CoV-2 diferente para confirmar.

En caso de dar negativa pero existir sospecha persistente de la enfermedad, se recomienda tomar nuevas muestras de otros sitios del tracto respiratorio.

-¿Quiénes deben someterse a estos estudios?

Las personas que fueron catalogadas como casos sospechosos deben someterse a estos exámenes para investigar la presencia de SARS-CoV-2 y otros patógenos respiratorios.

De todos modos, debido al crecimiento de la pandemia, cada vez se recomienda que más personas se sometan a estos test. Por ejemplo, el personal sanitario y de otros servicios esenciales, y las personas especialmente vulnerables, como los ancianos en residencias geriátricas, aunque no estén graves.

-¿Qué controles se suelen realizar a las personas que llegan de regiones que reportan transmisión local o comunitaria de la enfermedad?

A las personas que llegan de zonas afectadas se les suele hacer en los aeropuertos un control de la temperatura con cámaras térmicas y termómetros digitales para detectar posibles casos de coronavirus.

También es común que respondan a un cuestionario y, en casos de sospecha, se los someta a una evaluación o se los traslade a un hospital para hacer exámenes.

34. Radiografías y tomografía de tórax

-¿Cómo son los resultados de las radiografías de tórax en pacientes con COVID-19?

En las primeras etapas estos estudios muestran múltiples sombras irregulares pequeñas y cambios intersticiales, especialmente en el tercio periférico del tórax, que luego progresan a opacidades bilaterales de vidrio esmerilado e infiltrados pulmonares.

En casos severos, se ven consolidaciones pulmonares e incluso "blanqueamiento" de los pulmones.

Los derrames pleurales son raros.

-¿Cómo son los resultados de las tomografías computarizadas de tórax en pacientes con COVID-19?

En estos pacientes el virus se manifiesta con imágenes de vidrio esmerilado bilateral y opacidades pulmonares consolidadas.

Las opacidades nodulares, el patrón de pavimentación loca y una distribución periférica de la dolencia pueden ser características adicionales útiles en el diagnóstico temprano.

Por otro lado, la cavitación pulmonar, los nódulos pulmonares discretos, los derrames pleurales y la linfadenopatía están característicamente ausentes en estos pacientes.

A su vez, las imágenes de seguimiento muestran una progresión leve o moderada de la enfermedad, que se manifiesta por el aumento de la extensión y la densidad de las opacidades del espacio aéreo.

-¿Estos estudios sirven para diagnosticar la COVID-19?

El uso de radiografías o tomografías computarizadas de tórax no se recomiendan para diagnosticar esta enfermedad, ya que sus resultados no son específicos de este virus. Por ejemplo, un paciente con gripe puede presentar resultados similares al de la COVID-19.

A su vez, la ausencia de hallazgos anormales en la tomografía computarizada inicial no descarta la presencia de infección por este virus. Esto puede deberse a que tienen que pasar varios días de incubación para que la infección produzca alteraciones en los exámenes.

De todos modos, si bien la información que brindan estos estudios no es concluyente, aportan indicadores interesantes para tener en consideración para acelerar el diagnóstico, iniciar el tratamiento y aislar a los pacientes en los casos en que sea necesario.

35. Complicaciones leves

-¿Cuáles son las complicaciones leves que sufren los infectados por este virus?

Además de fiebre, tos, dificultad para respirar y cansancio, las personas infectadas pueden presentar cefalea, dolor de garganta, congestión nasal y síntomas gastrointestinales, como diarrea, náuseas y vómitos.

Muchos pacientes com COVID-19 sufren afecciones digestivas incluso antes que signos respiratorios.

36. Complicaciones graves

-¿Cuáles son las complicaciones graves que sufren los infectados por este virus?

En casos severos muchos pacientes padecen neumonía (inflamación en los pulmones), síndrome de dificultad respiratoria aguda, shock séptico, acidosis metabólica irreversible y trastornos de la coagulación.

En este grupo también es común la bronquitis y la insuficiencia renal o de otros órganos.

-¿Quiénes suelen padecer estas complicaciones graves?

En general los pacientes que tienen este tipo de complicaciones son personas mayores de 60 años y los que tienen una función inmune deficiente.

También los que padecen enfermedades respiratorias o cardiovasculares, diabetes, disfunción hepática o renal, hipertensión arterial y algunos tipos de cáncer.

-¿Los pacientes recuperados quedan con secuelas pulmonares?

Si bien todavía es muy prematuro para sacar conclusiones porque la enfermedad es muy reciente, se han detectado casos en los que el pulmón queda con algún tipo de fibrosis.

Igual esto también depende de cuál era el estado del órgano antes de la enfermedad.

37. Otras complicaciones

-¿Qué otras complicaciones puede causar la COVID-19?

Esta dolencia también puede causar daño cardíaco, incluso en pacientes que no tienen afecciones anteriores en el corazón.

La COVID-19 puede provocar síndromes coronarios agudos, arritmias y el desarrollo o exacerbación de la insuficiencia cardíaca.

-¿Qué provoca esta enfermedad en el sistema cardiovascular?

El virus genera una gran inflamación que provoca la formación de coágulos de sangre. Sin embargo, a diferencia de los infartos habituales, la trombosis que provoca la COVID-19 se produce en arterias muy pequeñas, de microcirculación, en las que no se puede meter el catéter para hacer la angioplastia

Esto agrava notablemente el cuadro, ya que las mismas no se pueden destapar.

Parte V. Neumonía adquirida en la comunidad

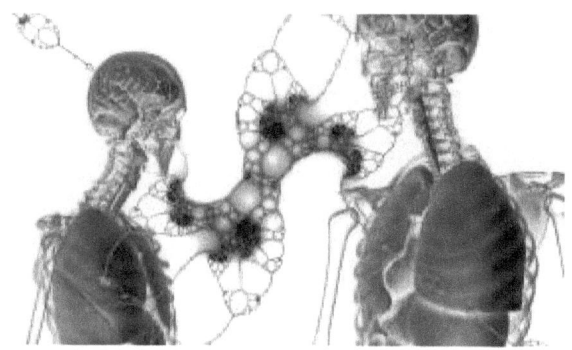

38. Conceptos

-Doctor Mario, ¿qué es la neumonía adquirida en la comunidad?

La neumonía es una infección respiratoria en la que se inflaman los sacos aéreos de uno o los dos pulmones.

Se denomina adquirida en la comunidad a la que es contraída fuera de los hospitales y de otras instituciones dedicadas al cuidado de la salud.

-¿Cuáles son los principales síntomas de la neumonía?

Los signos más comunes son dolor en el pecho, tos con expectoraciones, cansancio, fiebre alta o baja, escalofríos y temblores, dificultad para respirar, transpiración excesiva, falta de apetito, náuseas, vómitos y diarrea.

Estos síntomas pueden variar de moderados a graves, dependiendo del tipo de germen y de la salud general del paciente.

39. Diferencia con la neumonía nosocomial

-¿Qué es la neumonía nosocomial?

Es la que se adquiere en un hospital u otras instituciones dedicadas al cuidado de la salud.

Este tipo de neumonía suele ser más grave, ya que los microbios que la originan son más resistentes a los antibióticos que las que se encuentran en la comunidad.

Además, debido a que los pacientes que la contraen ya están enfermos, no pueden combatirlos de forma adecuada.

-¿Quiénes tienen más riesgos de contraer este tipo de neumonía?

Los pacientes que se encuentran con respiradores en las unidades de cuidados intensivos tienen más riesgo de contraer esta dolencia.

Además, la misma puede ser transmitida por los trabajadores de la salud, que pueden pasar los microbios de un enfermo a otro desde sus cuerpos, ropas o instrumentos. Por eso es de suma importancia que laven sus manos y usen medidas de seguridad e higiene para evitar la propagación de gérmenes dentro del hospital.

De igual modo, las personas que visitan a sus seres queridos en los centros de salud también deben tomar providencias para prevenir el contagio.

40. Criterios de diagnóstico

-¿Qué exámenes se realizan para confirmar una neumonía?

En caso de sospecha el médico revisará los pulmones con un estetoscopio en busca de crepitaciones o ruidos respiratorios anormales. Además, seguramente ordenará una radiografía o tomografía computarizada de tórax.

Otros exámenes habituales son la gasometría arterial, para ver si llega suficiente oxígeno a la sangre desde los pulmones; la prueba de esputo, en la que se toman muestras del órgano en búsqueda de microbios; y un análisis de sangre, para verificar el conteo de glóbulos blancos y confirmar la infección.

El médico también puede pedir una broncoscopia, en la que se baja una sonda flexible con una cámara a los pulmones; o una toracocentesis, que aspira líquido de la cavidad pleural.

-¿Cuáles son los criterios de diagnóstico?

Los criterios de diagnóstico incluyen que se haya iniciado en la comunidad y la presencia de los síntomas descriptos anteriormente.

También que el recuento de leucocitos (glóbulos blancos) sea superior a 10x10 / L o inferior a 4 x 10 / L, con o sin desplazamiento a la izquierda del núcleo de neutrófilos.

Por otro lado, el examen radiográfico debe revelar infiltrados irregulares, consolidación lobular segmentaria o cambios intersticiales con o sin derrame pleural.

Por último, se deben descartar otras enfermedades no infecciosas.

41. Bacterias patógenas causales

-¿Cómo se contagia la neumonía adquirida en la comunidad?

La forma más habitual es a través de bacterias, virus y hongos que se encuentran en el aire o que se transmiten a través de gotitas emitidas por personas infectadas cuando tosen o estornudan.

Por lo general el cuerpo evita que los gérmenes dañen a los pulmones, pero en ocasiones estos son más poderosos que el sistema inmune.

-¿Cuáles son las bacterias y hongos patógenos más comunes que causan esta dolencia?

Las bacterias son la causa más frecuente de neumonía en los adultos. La más común es la causada por estreptococos.

Otros patógenos bacterianos incluyen *Mycoplasma, Chlamydia, Klebsiella pneumoniae, Escherichia coli, Staphylococcus aureus, Pseudomonas aeruginosa* y *Acinetobacter baumannii*.

Por otro lado, la neumonía originada por hongos es más común en personas con problemas crónicos de salud o un sistema inmunitario debilitado. Estos se encuentran en la tierra o en las heces de las aves, y pueden variar según la ubicación geográfica.

-¿En qué consiste el tratamiento de la neumonía bacteriana?

La neumonía bacteriana se trata con antibióticos. Además, el médico puede prescribir medicamentos para la tos, antifebriles y analgésicos.

Generalmente las personas que presentan neumonía adquirida en la comunidad pueden tratar su enfermedad desde sus hogares.

En caso de necesitar internación el paciente recibirá líquidos y antibióticos por vía intravenosa, oxigenoterapia y posiblemente tratamientos respiratorios.

42. Factores de riesgo y prevención

-¿Cuáles son los factores que aumentan las probabilidades de contraer neumonía?

Todos podemos padecer neumonía, pero la dolencia es más riesgosa en niños menores de 2 años y adultos mayores de 65 años.

Entre los factores que aumentan las posibilidades de contraerla se encuentran la enfermedad pulmonar crónica o cardíaca, la cirrosis hepática, la diabetes, la demencia, el accidente cerebrovascular, la lesión cerebral y otros trastornos.

También fumar cigarrillos o tener el sistema inmunitario debilitado o suprimido, como las personas con VIH/SIDA, los que se han sometido a un trasplante de órganos o los que reciben quimioterapia.

Además, haber pasado por una cirugía o traumatismo reciente aumenta los riesgos.

-¿Cómo se puede prevenir la neumonía adquirida en la comunidad?

Las vacunas pueden ayudar a prevenir algunos tipos de neumonía, como por ejemplo la causada por el virus de la gripe.

Por otro lado, se recomienda evitar fumar, limitar el consumo de alcohol y lavarse las manos con regularidad, especialmente antes de preparar y consumir alimentos y después de ir al baño, sonarse la nariz o cambiarle los pañales a un bebé.

A la hora de toser o estornudar, es importante cubrirse la nariz y la boca con el brazo, pañuelos o toallas de papel para reducir la transmisión de gotas.

Además, para mantener un sistema inmune saludable se aconseja comer de manera nutritiva, hacer ejercicio en forma frecuente y dormir bien.

Por último, en importante ventilar los ambientes interiores, ya sea con ventilación natural o utilizando extractores de aire.

43. Las neumonías virales

-¿Qué es una neumonía viral?

Es una inflamación o hinchazón del tejido pulmonar causada por un virus. Este tipo de neumonías son el motivo más habitual de la enfermedad en menores de 5 años.

-¿Cuáles son los virus que provocan neumonía?

La neumonía viral más común es la provocada por el virus de la influenza.

Otros patógenos de este tipo incluyen al virus de parainfluenza, rinovirus, adenovirus, metapneumovirus humano, virus respiratorio sincitial y coronavirus.

-¿Cómo se tratan las neumonías virales?

A diferencia de las bacterianas, estas infecciones no se tratan con antibióticos ya que los mismos no destruyen a los virus. En este caso se recetan antivirales, especialmente para la gripe.

El tratamiento también puede incluir medicamentos corticosteroides, aumento de líquidos, oxígeno y uso de humidificadores.

44. Neumonías por COVID-19

-¿Cómo es el proceso mediante el cual la COVID-19 genera una neumonía grave?

El coronavirus es un virus respiratorio, por ello comienza infectando la garganta. Luego una vez que empieza a reproducirse se dirige a los conductos bronquiales, causando irritación y tos.

Si la situación empeora, este puede dejar el conducto bronquial y llegar a los pulmones, provocando una inflamación.

Cuando una parte del tejido de este órgano es afectado, el paciente sufre problemas para respirar. Si el oxígeno que recibe el cuerpo no es suficiente, debe ser hospitalizado y conectado a un respirador.

-¿Qué tipo de pacientes afectados por la COVID-19 sufren neumonía?

La mayoría de estos pacientes son adultos mayores o personas con enfermedad pulmonar crónica, diabetes u otras dolencias crónicas.

-¿Qué tipos de síntomas presentan estos pacientes?

Los más comunes son fiebre, tos y disnea. En cambio, en los casos que provocan neumonía los signos en el tracto respiratorio superior no son habituales.

45. Diferencias con otras neumonías

-¿Cuál es la diferencia entre la provocada por la COVID-19 y otras clases de neumonías?

A diferencia de las neumonías bacterianas, la causada por la COVID-19 no puede ser tratada con antibióticos y es altamente contagiosa.

Comparada con la provocada por el SARS y el MERS, las manifestaciones clínicas y los resultados de imágenes son similares. Sin embargo, la generada por la COVID-19 parece ser más infecciosa.

46. Síndrome de dificultad respiratoria aguda

-¿Qué es el síndrome de dificultad respiratoria aguda?

El SDRA es una afección pulmonar potencialmente mortal que impide la llegada de oxígeno suficiente a los pulmones y a la sangre.

-¿Qué puede causar esta dolencia?

Este síndrome puede ser causado por cualquier lesión directa o indirecta al pulmón, como por ejemplo una neumonía, un trasplante, un shock séptico, un traumatismo o la inhalación de vómito o químicos.

En el caso de COVID-19, el SDRA se desarrolla en promedio 8 días después de la aparición de los síntomas.

-¿Qué provoca el síndrome de dificultad respiratoria aguda?

Esta afección genera una acumulación de líquido en los sacos de aire (alvéolos), que impide el paso de oxígeno suficiente al torrente sanguíneo.

A su vez, este líquido también provoca que los pulmones se vuelvan pesados y rígidos, disminuyendo su capacidad de expansión.

Las personas con el SDRA deben recibir oxígeno adicional y, en general, necesitan la ayuda de un ventilador mecánico para respirar.

-¿Cuáles son los síntomas que provoca este síndrome?

Los signos más comunes son falta de aire, tos, ritmo cardíaco acelerado, presión arterial baja, respiración rápida, cansancio, fiebre y dolor abdominal.

-¿Cómo se trata el síndrome de dificultad respiratoria aguda?

De momento no existe un tratamiento específico para el SDRA. Lo que se busca es atacar el problema médico que produjo la lesión y suministrar soporte respiratorio hasta que los pulmones sanen.

Debido a que la mayoría de los pacientes necesitan ventilación mecánica, generalmente son tratados en una unidad de cuidados intensivos.

-¿Cuáles son los resultados de este tratamiento?

Uno de cada tres pacientes con esta enfermedad muere. De los que sobreviven, la mayoría recupera su función pulmonar normal, mientras que otros sufren daños permanentes.

47. Sepsis respiratoria y Shock séptico

-¿Qué es la sepsis respiratoria?

La sepsis es una enfermedad que se produce por una reacción grave e inflamatoria del cuerpo ante una infección.

La misma no es causada por el virus o la bacteria invasora, sino por los químicos que el mismo organismo libera en el flujo sanguíneo para defenderse de este ataque.

Esto genera cambios que pueden dañar múltiples sistemas del cuerpo.

La sepsis respiratoria puede ocurrir como consecuencia de una neumonía.

-¿Cuáles son los síntomas de una sepsis?

Frente a una infección confirmada, los signos de esta enfermedad son cambios en el estado mental, respiración rápida, escalofríos, mareo, presión arterial baja y latidos cardíacos acelerados.

-¿Qué es un shock séptico?

Es una dolencia que ocurre cuando una infección general del organismo origina una presión arterial baja grave.

-¿En qué casos la sepsis puede avanzar y causar un shock séptico?

Esto ocurre cuando se producen cambios anormales en el sistema circulatorio, en las células del organismo y en la manera en que el cuerpo utiliza la energía.

El shock séptico es una emergencia médica y requiere de atención urgente.

48. Complicaciones extra respiratorias

-¿Qué otras complicaciones extra respiratorias puede causar una neumonía?

Esta enfermedad puede generar que las bacterias que ingresan en el torrente sanguíneo desde los pulmones propaguen la infección a otros órganos y provoquen una insuficiencia orgánica.

Por otro lado, puede formarse pus o acumularse líquido en las cavidades de los pulmones

49. Falla de múltiples órganos

-¿Qué ocurre cuando la infección que causa la neumonía se agrava?

Los casos graves pueden ocasionar insuficiencia respiratoria, hepática y cardíaca.

Por otro lado, a medida que la sepsis avanza, el flujo sanguíneo a órganos vitales como el cerebro, el corazón y los riñones se ven afectados.

Además, puede generar la formación de coágulos de sangre en los brazos, las piernas, los dedos y lo órganos, causando gangrena.

50. Alta médica por Neumonía

-¿El paciente que recibe el alta médica por neumonía está totalmente recuperado?

No, el paciente suele continuar con síntomas a pesar de recibir el alta. En general la tos, el sueño, la alimentación y el nivel de energía demoran entre una y dos semanas más en volver a la normalidad.

-¿Qué cuidados se deben mantener desde el hogar tras el alta?

Para acelerar la recuperación y evitar las complicaciones se recomienda respirar aire húmedo y caliente, descansar mucho, beber líquido en abundancia y tomar los medicamentos de acuerdo a lo prescrito.

En algunos casos, puede ser necesario el uso de oxígeno. Por último, es importante no fumar ni beber alcohol.

Parte VI. Alto riesgo de mortalidad

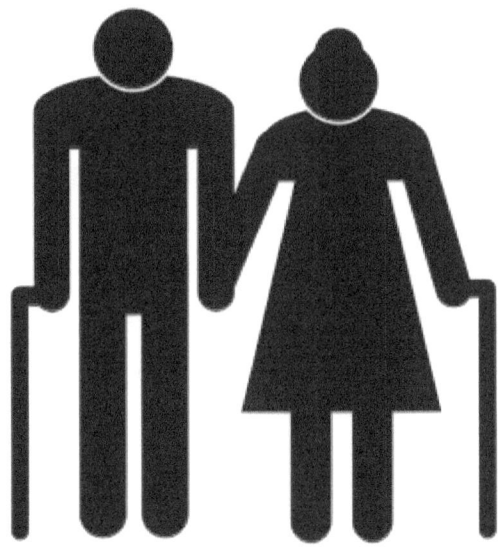

51. Personas mayores

-¿Por qué las personas mayores tienen más riesgo si se infectan con la COVID-19?

Esto se debe a varios motivos. En primer lugar, los adultos mayores tienen un sistema inmune debilitado que demora más en responder a las infecciones causadas por el virus.

Además, debido a la edad, cuentan con mayor número de padecimientos médicos subyacentes que complican el cuadro.

Por otro lado, los ancianos son especialmente susceptibles a las afecciones respiratorias que pueden provocar neumonía y sus pulmones no son tan resistentes como cuando eran jóvenes.

-¿Cuáles son las estadísticas de mortalidad por el virus en adultos mayores?

Se estima que fallecen alrededor del 15 % de los pacientes mayores de 80 años afectados por el virus.

Haciendo una comparativa, la cifra baja a menos de un uno por ciento en las personas menores de 50 años.

52. Fumadores

-¿Cuáles son los efectos que provoca fumar en la salud?

El tabaquismo afecta a la mayoría de los órganos del cuerpo. Entre otras dolencias puede causar cáncer, enfermedades pulmonares, daño y engrosamiento de los vasos sanguíneos, coágulos, accidentes cerebrovasculares y problemas de visión.

Además, fumar durante el embarazo aumenta los riesgos tanto para la madre como para el bebé.

-¿Fumar afecta al sistema inmune?

Sí, este vicio causa un incremento en la concentración de nicotina en la sangre, lo que puede generar vasoespasmo e hipoxia transitoria en los órganos. Además, la disminución de oxígeno en el tracto respiratorio y las vísceras daña al sistema inmune y su capacidad de respuesta a las infecciones.

-¿Por qué fumar genera más riesgos en pacientes con COVID-19?

Junto con el daño en el sistema inmune, fumar provoca una irritación continua y sostenida de las vías aéreas que favorece las infecciones de tipo viral, como la COVID-19.

Investigaciones realizadas en China mostraron que los fumadores con el virus tienen 14 veces más probabilidades de evolucionar hacia una neumonía y de sufrir sobre infecciones bacterianas.

Por otro lado, el hábito de fumar lleva a que los dedos y los cigarrillos estén en contacto con la boca, lo que incrementa las posibilidades de contagio del virus.

53. Alcoholismo

-¿Qué efectos tiene el alcoholismo en la salud?

Beber alcohol en exceso causa enfermedades en el hígado, como hígado graso y cirrosis, y aumenta los riesgos de padecer ciertos tipos de cáncer. Además provoca daños en el cerebro y otros órganos, y debilita el sistema inmune.

El alcoholismo también incrementa los riesgos de accidentes automovilísticos, lesiones, homicidios y suicidios, y es perjudicial para el embarazo.

-En las redes sociales se viralizó el rumor de que beber alcohol ayuda a prevenir el contagio de COVID.19. ¿Eso es cierto?

No, es totalmente falso. Beber alcohol no ayuda ni previene el contagio de la COVID-19. Por el contrario, su consumo es negativo, ya que disminuye la capacidad de defensa del organismo y daña a los órganos.

54. Asma bronquial

-¿Qué es el asma?

El asma es una dolencia que provoca que las vías respiratorias se hinchen y se estrechen, produciendo mayor mucosidad. Esto puede generar dificultad para respirar, falta de aire, tos y sibilancia.

-¿Qué causa el asma?

El asma aparece cuando se produce una hinchazón de las vías respiratorias. Esta puede ser provocada por la inhalación de determinadas sustancias que se encuentran en el aire, como polen, ácaros del polvo, moho, caspa o pelaje de animales domésticos.

Además, también puede desencadenarse por situaciones de estrés, la práctica de ejercicio, el aire frío o el consumo de ciertos medicamentos.

-¿Por qué los asmáticos están más en riesgo frente a la COVID-19?

El asma hace que las vías respiratorias sean más susceptibles a las infecciones, especialmente a las provocadas por virus. Estas suelen generar una mayor inflamación bronquial en estos pacientes, induciendo hiperreactividad bronquial y un aumento en el riesgo de crisis asmática.

-¿Qué deben hacer los asmáticos frente a la COVID-19?

Es importante que estos pacientes sigan el tratamiento prescripto por sus médicos para controlar el asma. Esto incluye aplicarse su dosis de inhalador preventivo todos los días para reducir el riesgo de sufrir un ataque.

De lo contario, una leve inflamación bronquial puede motivar que estos sean más susceptibles a las infecciones respiratorias.

Además deben seguir los cuidados preventivos comunes a todo el mundo, como lavarse las manos con frecuencia.

-¿Cómo se diferencian los síntomas de una crisis de asma de los provocados por la COVID-19?

La infección causada por la COVID-19 suele incluir fiebre, tos y dificultad para respirar, mientras que la crisis asmática por lo general no incluye fiebre y se caracteriza por las sibilancias, un sonido agudo al paso de aire por los conductos respiratorios.

55. Enfermedades cardiovasculares

-¿Qué es una enfermedad cardiovascular?

Es un término que se utiliza para englobar a los problemas con el corazón y los vasos sanguíneos. Esto incluye dolencias como la cardiopatía coronaria, la insuficiencia cardíaca, las arritmias, las afecciones de las válvulas cardíacas, el accidente cerebrovascular, la hipertensión y la cardiopatía congénita, entre otras.

-¿Por qué los pacientes con este tipo de enfermedades tienen mayor riesgo frente a la COVID-19?

Esto se debe a las múltiples complicaciones directas e indirectas que puede causar el virus, como daño del miocárdico agudo, miocarditis, arritmias y tromboembolismo venoso.

A su vez, muchos de los tratamientos que se están utilizando para controlar la COVID-19 también tienen efectos secundarios negativos a nivel cardíaco.

Por otro lado, se ha descubierto que el virus puede causar daño en el corazón, incluso en pacientes que no tenían afecciones anteriores. Esto se debe a que genera una gran inflamación que provoca la formación de coágulos de sangre.

56. Enfermedad pulmonar crónica

-¿Qué es una enfermedad pulmonar crónica?

Es cualquier afección habitual en los pulmones que impide que trabajen de manera apropiada. Incluye enfermedades en las vías respiratorias que transportan el oxígeno, en el tejido pulmonar y en los vasos sanguíneos de este órgano.

-¿Por qué las personas con enfermedad pulmonar crónica están más en riesgo frente a la COVID-19?

Estos pacientes son más propensos a presentar inflamación en los pulmones y presión arterial alta en las arterias que llevan sangre a estos órganos.

Además, estas dolencias aumentan los riesgos de ataque e insuficiencia cardíaca y de padecer cáncer de pulmón.

57. Diabetes mellitus

-¿Qué es la diabetes mellitus?

La diabetes mellitus o diabetes tipo 2 es un trastorno crónico que impide la correcta metabolización de la glucosa, haciendo que se acumule en la sangre.

Esto puede ser provocado por un déficit en la producción de insulina en el páncreas o por una resistencia de las células a esta hormona.

Esta dolencia afecta tanto a adultos como a niños y, si no se trata, puede provocar daños a largo plazo en el corazón, los vasos sanguíneos y los riñones, problemas oculares, polineuropatías y úlceras graves en los pies.

-¿Por qué las personas con diabetes están más en riesgo frente a la COVID-19?

Esto se debe a que la infección provocada por el coronavirus puede ser más difícil de tratar como consecuencia de las fluctuaciones en los niveles de glucosa en la sangre.

Además el sistema inmune se ve afectado, lo que dificulta la lucha contra el virus.

Por otro lado, la diabetes puede generar otras complicaciones, como enfermedades del corazón y accidente cerebrovascular, daños a los riñones y lesión a los nervios que complican aún más el cuadro.

58. Enfermedad renal crónica

-¿Qué es una enfermedad renal crónica?

Es una dolencia que implica la pérdida gradual del funcionamiento de los riñones.

Estos órganos son los encargados de filtrar los desperdicios y el exceso de líquidos en forma de orina. También son responsables de equilibrar las sales y los minerales que circulan en la sangre, como el calcio, el fósforo, el sodio y el potasio, y ayudan a controlar la presión arterial.

-¿Por qué las personas con enfermedad renal crónica están más en riesgo frente a la COVID-19?

Estos pacientes presentas más riesgos porque la enfermedad conlleva un estado de déficit inmunitario y dolencias asociadas, como anemia, cambios en los niveles de azúcar, problemas cardiovasculares, daño hepático y edema pulmonar.

A su vez, las personas que necesitan de hemodiálisis pasan más tiempo en transportes y espacios sanitarios cerrados, lo que favorece el contagio y las complicaciones en la salud.

59. Hipotiroidismo

-¿Qué es el hipotiroidismo?

El hipotiroidismo es una enfermedad en la cual la tiroides no produce suficiente hormona tiroidea. Esta glándula es una de las más importantes del organismo y su actividad influye en el metabolismo y la mayor parte de las funciones corporales, como la frecuencia cardíaca y la presión arterial.

Que haya niveles usuales de esta hormona en el cuerpo es indispensable para un crecimiento y desarrollo normal en la infancia, y para el funcionamiento del cerebro durante toda la vida.

-¿Por qué las personas con hipotiroidismo están más en riesgo frente a la COVID-19?

Se cree que estos pacientes están más en riesgo ya que su principal causa es la Enfermedad de Hashimoto, una afección autoinmune en la que el propio sistema inmunitario ataca las células sanas del cuerpo por error.

Sin embargo, de momento no hay datos concretos que permitan afirmar que los pacientes con este tipo de enfermedades tengan mayor riesgo de desarrollar complicaciones más graves de COVID-19.

No obstante, si no se trata de forma adecuada, el hipotiroidismo puede provocar infecciones, problemas de corazón y neuropatía periférica, entre otras complicaciones que pueden dificultar el cuadro general del paciente, por lo que es importante incrementar los cuidados.

60. Insuficiencia suprarrenal

-¿Qué es la insuficiencia suprarrenal?

Es una afección que ocurre cuando las glándulas suprarrenales no producen suficientes hormonas.

Se trata de un trastorno poco común que puede afectar a cualquier persona de cualquier edad y, si no se trata, puede llevar a ser mortal. Generalmente su causa es un problema con el sistema inmunitario.

Entre otras funciones esenciales, las hormonas producidas por las glándulas suprarrenales permiten un crecimiento normal y regulan el metabolismo, los niveles de energía, la presión sanguínea y la respuesta al estrés.

-¿Por qué las personas con insuficiencia suprarrenal están más en riesgo frente a la COVID-19?

Estos pacientes suelen tomar glucocorticoides, unos fármacos que imitan los efectos de las hormonas que el organismo produce naturalmente en las glándulas suprarrenales.

Esto puede hacer que sean más susceptibles a la COVID-19 debido a que estos medicamentos suprimen el sistema inmunológico. Además, también pueden experimentar una enfermedad más grave, ya que los glucocorticoides eliminan su propia respuesta esteroidea a la infección.

Por otro lado, estos pacientes corren el riesgo de sufrir una crisis suprarrenal, como consecuencia de niveles muy bajos de cortisol en sangre. Esto provoca diarrea, vómitos, deshidratación y una caída del azúcar en el organismo que requieren de una atención inmediata.

Además, las personas con esta dolencia generalmente sufren de enfermedades autoinmunes asociadas, como diabetes, tiroiditis crónica, hipoparatiroidismo, insuficiencia testicular, anemia perniciosa e hipertiroidismo, lo que hace que la COVID-19 sea más grave.

61. Obesidad

-¿Qué es la obesidad?

La obesidad es una enfermedad crónica que se caracteriza por la acumulación excesiva de grasa en el cuerpo, la cual produce un aumento claro de riesgo para la salud de la persona.

Se considera que alguien es obeso cuando el porcentaje de grasa supera el 25% del peso corporal en los hombres y el 33% en las mujeres.

-¿Por qué las personas con obesidad están más en riesgo frente a la COVID-19?

Estos pacientes están más en riesgo ya que la obesidad provoca un estado inflamatorio crónico y un aumento de las enfermedades cardiovasculares y respiratorias, además de diabetes, hipertensión y apnea del sueño, que aumentan la gravedad de la COVID.19.

62. VIH / SIDA

-¿Qué es el VIH?

El virus de inmunodeficiencia humana (VIH) es un virus que se trasmite vía sexual, por la sangre o por la leche materna y causa el SIDA, una enfermedad que debilita el sistema inmunitario.

Cuando una persona contrae este virus, el mismo permanece dentro del organismo de por vida.

Esta dolencia se trata con fármacos que evitan que el virus se reproduzca.

-¿Por qué las personas con VIH / SIDA están más en riesgo frente a la COVID-19?

Debido a que este virus daña el sistema inmunitario, estos pacientes tienen un riesgo más alto de contraer infecciones. No obstante, los estudios realizados hasta la fecha no indican que las personas con VIH y un sistema inmunitario fuerte tengan más posibilidades de ser afectados por la COVID-19 ni que la infección evolucione con mayor gravedad.

De todos modos, es necesario ampliar las investigaciones sobre este tema.

63. Tumores malignos

-¿Qué son los tumores malignos?

El tumor maligno o cancerígeno es una enfermedad que se caracteriza por la transformación de las células, las cuales proliferan de forma rápida e incontrolada y no mueren de manera normal debido a cambios en su estructura genética.

-¿Por qué las personas con tumores malignos están más en riesgo frente a la COVID-19?

Estos pacientes están más en riesgo debido a que los tratamientos contra esta enfermedad, en especial la quimioterapia, suelen debilitar al sistema inmune, lo que reduce la capacidad de combatir las infecciones.

-¿Los pacientes que reciben terapias hormonales para el cáncer de mama o de ovario tienen más riesgos de contraer la COVID-19 o de tener una enfermedad más grave?

De momento no hay evidencia de que las terapias hormonales pueden aumentar el riesgo de contraer la COVID-19 o de tener una enfermedad más grave. La mayoría de estas terapias no suprimen el sistema inmunitario.

64. Trasplantados

-¿Por qué los trasplantados están más en riesgo frente a la COVID-19?

Esto se debe a que toman inmunodepresores, una medicación que reduce el riesgo de rechazo del órgano trasplantado, pero que bajas las defensas.

A su vez, estos pacientes están en un momento de especial vulnerabilidad luego de un trasplante.

65. Uso de esteroides

-¿Qué son los esteroides?

Los esteroides anabólicos son hormonas sexuales masculinas, o sustancias sintéticas basadas en ellas, que se utilizan para distintos fines.

Dentro del campo de la medicina, los mismos se emplean para tratar problemas hormonales, la pubertad tardía y la pérdida de masa muscular como consecuencia de distintas enfermedades.

En el deporte y el atletismo, se los usa para mejorar el rendimiento. Sin embargo, su consumo es ilícito y puede generar graves problemas para la salud.

-¿Qué efectos no deseados puede generar su utilización?

Los esteroides pueden causar problemas cardíacos graves, incluyendo el infarto, y el desarrollo de tumores hepáticos o testiculares.

Otros efectos no deseados son infertilidad, acné intenso, aumento de la presión arterial, conducta agresiva y violenta, niveles anormales de colesterol, trastornos psiquiátricos y dependencia de las drogas.

-¿Por qué las personas que toman esteroides están más en riesgo frente a la COVID-19?

Se ha comprobado que estás sustancias afectan la capacidad del sistema inmune para combatir a la COVID-19 y otras infecciones.

Además, las personas que los consumen tardan más en eliminar el virus de sus cuerpos.

66. Inmunodeprimidos

-¿Qué es un paciente inmunodeprimido?

Es un paciente cuyo sistema inmune funciona por debajo del índice normal, lo que lo hace más susceptible a las infecciones.

Esta condición puede ser consecuencia del VIH/SIDA, la leucemia, la diabetes, un trasplante de órganos, el cáncer, la desnutrición, el uso de determinados medicamentos y ciertos trastornos genéticos, entre otras posibilidades.

-¿Por qué las personas inmunodeprimidas están más en riesgo frente a la COVID-19?

Estos pacientes tienen un mayor riesgo de contraer infecciones virales como la COVID-19, ya que tienen disminuida su capacidad de combatirlas.

67. Enfermos mentales y discapacitados

-¿Por qué los enfermos mentales y los discapacitados están más en riesgo frente a la COVID-19?

Estas personas están en riesgo ya que, si bien puede que no tengan un problema de salud específico, tienen mayores necesidades de cuidados.

Las medidas de aislamiento obligatorio y la saturación de los sistemas de salud derivados de la pandemia por la COVID-19 ponen en peligro a estos públicos vulnerables que en muchos casos dependen de la asistencia social y personal.

El distanciamiento social puede dejar desprotegidos a quienes por ejemplo requieren de apoyo para comer, vestirse o tomar un baño.

Parte VII. Epidemiologia global y comunitaria

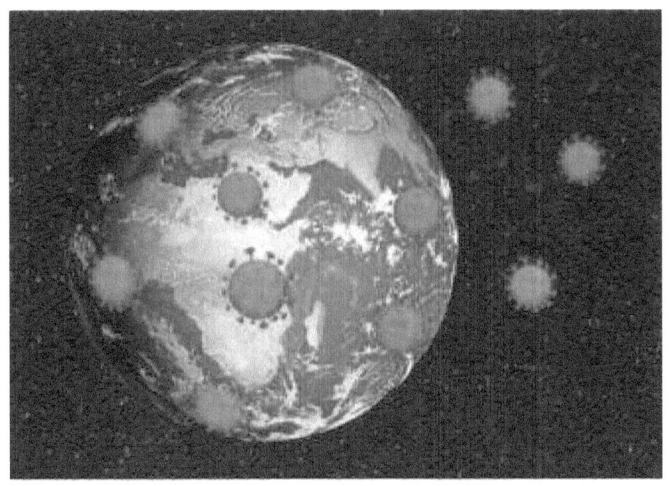

68. Epidemias en la historia de la humanidad

-¿Qué otras epidemias enfrentó la humanidad antes de la COVID-19?

Las epidemias han sido una constante a lo largo de la historia, incluso desde la Edad Antigua.

Entre las más letales se encuentran la Plaga de Justiniano (541-542), la Peste Negra (1346-1353), la Viruela (1520), la Gripe Española (1918-1920) y el VIH/SIDA (1981-actualidad), cada una de las cuales causó entre 25 y 50 millones de muertes.

También podemos nombrar a la Peste Antonina (165-180), la Tercera Peste (1855), la Gripe Rusa (1889-1890) el Cólera (1817-1923), la Gripe Asiática (1957-1958) y a la Gripe de Hong Kong (1968-1970).

Por último, entre las más recientes están la Gripe porcina (2009-2010), el Ébola (2014-2016) y las causadas por los coronavirus.

69. Epidemias anteriores por coronavirus

-¿Cuáles fueron las epidemias anteriores causadas por coronavirus?

Antes de la actual se registraron dos casos. El primero en aparecer fue el síndrome respiratorio agudo severo (SARS-CoV), entre noviembre de 2002 y julio de 2003. Comenzó en el sur de China y culminó con personas infectadas en 17 países, aunque la mayoría de los casos se registraron en China y Hong Kong. Causó 800 muertos, con una letalidad del 9,6%.

El segundo fue el síndrome respiratorio de Oriente Medio (MERS-CoV), en junio de 2012. El primer caso se registró en Arabia Saudita y luego se extendió por 27 países de Asia, Europa, África y Norte América. Fue más letal que el anterior (34,5%) y causó 850 muertes.

70. Inicio, desarrollo y fin de la pandemia

-¿Cuáles son las fases que atraviesa una pandemia?

La pandemia es un brote epidémico que afecta a todo el mundo. De acuerdo con la Organización Mundial de la Salud, la misma se divide en 7 fases.

En la primera el virus circula entre animales y no se reporta la transmisión a humanos.

En la segunda el virus presente en animales domésticos y salvajes infecta a los humanos.

En la tercera fase grupos pequeños de personas adquieren la infección. El contagio ocurre de forma limitada y bajo circunstancias específicas. El hecho de que el virus se transmita entre humanos no necesariamente significa que causará una pandemia.

En la cuarta se verifica la transmisión entre personas y el virus genera brotes de la enfermedad en comunidades. En esta etapa aumenta el riesgo de que se desate una pandemia, pero no necesariamente significa que esté próxima.

En la quinta el virus se difunde entre humanos en al menos dos países de una misma región. En esta etapa la pandemia es inminente y el tiempo para que se implementen medidas para mitigar la infección es breve.

En la sexta ocurre la pandemia y la enfermedad se disemina en distintas regiones del mundo.

En la séptima el virus alcanza su punto máximo y los niveles de la dolencia se reducen. No obstante, es incierto si se producirán nuevas oleadas en el futuro.

71. Posibilidades de endemias locales

-¿Qué es una endemia local?

La endemia se refiere a la condición de una enfermedad infecciosa que afecta de manera permanente o en una fecha habitual a un país o región determinado.

Se traduce en una afección que persiste durante un tiempo en un lugar concreto, atacando a un número importante de personas. Sin embargo la cifra no varía de forma dramática y se mantiene siempre estable.

La enfermedad puede ser grave o no y en algún momento puede convertiré en una epidemia.

-¿Cuál es la causa de estas endemias?

Generalmente las mismas ocurren por factores económicos, culturales, sociales, ecológicos y biológicos.

Por ejemplo, pueden deberse a la falta de prevención, saneamiento básico y control del agua, a determinadas condiciones climáticas que favorecen el contagio o a la susceptibilidad de las personas, entre otras posibilidades.

-¿Cuáles son algunos ejemplos de enfermedades endémicas?

Entre ellas podemos mencionar a la malaria, el mal de Chagas, el dengue, la fiebre amarilla, la tuberculosis y la tos ferina, que atacan determinadas regiones del mundo.

72. Medidas locales, nacionales e internacionales

-¿Qué medidas se recomiendan a nivel local para detener la pandemia?

La recomendación a nivel local es que las personas se queden en sus casas, que se mantengan alejadas de los enfermos y que limiten el contacto cara a cara con los demás todo lo que sea posible.

Esto también incluye evitar dar la mano, abrazar o besar a otros y no visitar a los públicos vulnerables, como los que se encuentran en centros de atención para personas mayores u hospitales, bebés o personas con sistemas inmunes comprometidos.

Además, se aconseja a los ciudadanos que consulten a los centros de atención médica en casos de riesgo de COVID-

19 y que sigan los cuidados generales para prevenir el contagio, como lavarse las manos con asiduidad.

En cuanto al uso de máscaras faciales, se deben seguir las instrucciones recomendadas por el proveedor de salud pública local.

-¿Qué medidas se recomiendan a nivel nacional para detener la pandemia?

Cuando el virus se da a nivel nacional, las autoridades pueden implementar medidas de distanciamiento social para reducir el potencial de transmisión de la enfermedad.

Esto puede incluir cuarentenas generales con el cierre de fábricas, oficinas, bancos, escuelas, teatros, cines, shoppings, restaurantes, gimnasios y comercios que no sean esenciales, y la suspensión de espectáculos y eventos deportivos, culturales y sociales.

También el cierre de fronteras y la prohibición de salir a la calle sin un justificativo.

La puesta en funcionamiento de estas prácticas requiere de una amplia participación de la comunidad y comunicaciones de salud pública continuas y transparentes.

-¿Qué medidas se recomiendan a nivel internacional para detener la pandemia?

Desde el plano internacional se espera la ayuda humanitaria y el trabajo en conjunto para controlar la enfermedad y encontrar una cura.

Sin embargo, salvo por las recomendaciones generales de la Organización Mundial de la Salud, de momento solo se han visto respuestas individuales de los países en función de sus propios intereses y necesidades, y no se ha conseguido encarar el tema en forma global, con medidas comunitarias.

La pandemia plantea un escenario mundial de crisis que, además de sanitario, también es económico como consecuencia de la paralización de las actividades.

Por ello las medidas que se tomen a nivel internacional deben contemplar la ayuda y la colaboración en ambos ámbitos.

73. Cuarentena y aislamiento social

-¿Qué es una cuarentena?

La cuarentena es un aislamiento preventivo al que se somete a una persona o a un animal durante un período de tiempo, por razones sanitarias.

Se aplica a quienes estuvieron expuestos a una enfermedad contagiosa, pero que no necesariamente se infectaron. El objetivo es comprobar durante ese proceso si la persona muestra señales de la dolencia o no.

-¿Para qué sirve la cuarentena y el aislamiento social?

Estas medidas sirven para disminuir la cadena de contagio. Al bajar la cantidad de personas infectadas se protege a los públicos vulnerables y se disminuye la necesidad de atención en hospitales, evitando el colapso del sistema sanitario.

-¿Por qué los períodos de cuarentena por COVID-19 sonde 14 días?

Esto se debe a que el tiempo máximo que transcurre entre la infección de una persona y la aparición de los síntomas de la enfermedad es de 14 días.

De esta manera se evita que las personas infectadas sin signos sigan transmitiendo la dolencia a otros sin saberlo.

74. Protección individual para enfermos

-¿Qué debe hacer una persona si cree que está infectado con COVID-19?

En ese caso la persona debe contactarse en forma inmediatamente con la institución local designada para la evaluación, el diagnóstico y el tratamiento de la enfermedad.

Salvo que precise atención médica urgente, lo más probable es que le recomienden aislarse en su casa y controlar sus síntomas.

-¿Qué medidas de protección se deben tomar en esos casos?

En la medida de lo posible, este paciente debe mantenerse alejado de otras personas y de las mascotas que haya en la casa. Además no debe recibir visitas ni salir de su domicilio a menos que necesite de atención urgente.

En caso de vivir con otros, cuando estén en la misma habitación tendrá que usar un barbijo que le cubra la boca, siempre que esto no dificulte su respiración.

Si las condiciones lo permiten, lo ideal es que se mantenga en una habitación separada del resto y que utilice un baño diferente. También se recomienda que emplee platos, vasos, cubiertos, ropas de cama y toallas propios, y que no los comparta con los demás.

A la hora de toser o estornudar, debe hacerlo en un pañuelo desechable y lavarse las manos inmediatamente con agua y jabón.

-¿En qué casos se debe llamar a un médico?

Si el cuadro empeora y el paciente tiene problemas para respirar, fiebre alta o está confundido o somnoliento, se debe buscar atención médica.

75. Protección individual de sus contactos

-¿Qué deben hacer los contactos cercanos de un enfermo con COVID-19?

Estas personas también tienen que aislarse, entrar en cuarentena y evitar el contacto con los demás.

En caso de vivir en la misma casa que el infectado, si el paciente no puede usar barbijo, los que lo cuidan deben hacerlo mientras estén en la misma habitación.

Además, se les recomienda ventilar los espacios compartidos, ya sea abriendo una ventana o encendiendo un filtro de aire.

Por otro lado, al igual que el resto de las personas deben seguir las medidas de protección, como lavarse las manos con frecuencia y desinfectar los objetos que más se tocan, como teléfonos móviles, interruptores de luz, controles remotos y manijas de puertas.

A la hora de tocar y lavar las ropas, sábanas y toallas del enfermo, se aconseja que empleen guantes y usen agua caliente y detergente.

-¿Por cuánto tiempo estos contactos deben mantenerse aislados?

Estas personas deben mantenerse aisladas durante 14 días desde el último contacto con el caso confirmado.

En caso de vivir en el mismo hogar, deben pasar 14 días desde el último día en que este paciente presentó síntomas.

76. Protección del personal de la salud

-¿Qué medidas de protección debe seguir el personal de la salud?

Estos trabajadores deben seguir estrictas normas de higiene y control de infecciones para reducir los riesgos de transmisión.

Esto incluye medidas de protección personal, desinfección de ambientes y manejo correcto de desechos.

-¿Qué tipo de protección deben utilizar durante el trato con pacientes infectados?

La protección incluye el uso de vestimenta especial, como gorras, máscaras médicas quirúrgicas, guantes de látex, bata de manga larga impermeable, cubiertas desechables para zapatos y lentes anti salpicaduras.

Además, deben seguir una estricta higiene de manos antes y después del contacto con el paciente y del ingreso y egreso del centro hospitalario.

-¿Cómo es el trato de los residuos hospitalarios?

Los residuos siguen un protocolo de descontaminación, recogida y eliminación que es similar al que se utiliza para otro tipo de microorganismos similares.

Estos desechos se consideran Clase III o como residuos Biosanitarios Especiales.

77. Protección del personal de aseguramiento

-¿Qué medidas de protección debe seguir el personal de aseguramiento?

En caso de estar en contacto con pacientes infectados, deben seguir medidas de protección similares a las del personal de la salud.

En caso de no mantener contacto específico, deben seguir las recomendaciones generales de prevención y cuidados válidas para toda la población.

78. Declaración de cese de la cuarentena

-¿Cuándo se declara el cese de la cuarentena?

Como venimos explicando, la cuarentena para los contactos cercanos y los casos sospechosos dura 14 días.

En los casos de las cuarentenas generales que están imponiendo muchos países para todos sus ciudadanos, las mismas finalizan cuando pasa el tiempo de aislamiento preventivo establecido por las autoridades sanitarias.

Una vez terminada, la vuelva a las actividades se realiza en forma gradual, cuidando especialmente a los públicos más vulnerables.

-¿Cuándo un paciente de COVID-19 recibe el alta médica?

Para recibir el alta estos pacientes deben estar estables y sin fiebre, y las imágenes de pulmón deben mostrar una mejora significativa sin signos de disfunción orgánica.

Además, la respiración y el habla deben estar normalizados y la persona debe estar con la conciencia clara por al menos 3 días.

Por último, deben tener dos resultados negativos consecutivos realizados en días diferentes del test PCR, que detecta la presencia de ácido ribonucleico, el material genético del virus.

79. Declaración de cese de la transmisión

-¿Cuáles son los criterios para declarar el fin de la transmisión de un virus?

Los criterios dependen de cada caso en particular, en virtud de las características del virus, la forma de contagio, las personas infectadas, su desarrollo y tratamiento, entre otros factores.

Por ejemplo, en el caso del virus del Ébola se dio por terminado el brote una vez que transcurrieron 42 días desde que el último caso confirmado dio negativo dos veces consecutivas en los análisis de sangre practicados para detectar su presencia.

Estos 42 días equivalían al doble del periodo máximo de incubación de la infección. Por ende, pasado ese lapso fue posible confirmar la interrupción de la transmisión de la dolencia de persona a persona.

Con respecto al nuevo coronavirus aún no se conocen cuáles serán los criterios aplicados.

80. Enfermedad de notificación obligatoria

-¿Qué son las enfermedades de notificación obligatoria?

Las enfermedades de notificación obligatoria son dolencias que se consideran de gran importancia para la salud pública y las autoridades sanitarias del país exigen a los médicos, laboratorios e instituciones hospitalarias que las notifiquen cuando son diagnosticadas.

La COVID-19 se encuentra entre estas enfermedades.

-¿Cuál es el objetivo de esta notificación?

Su comunicación permite conocer datos estadísticos sobre la enfermedad. Esto es de mucha ayuda para que los investigadores puedan rastrear sus brotes, entender cómo se propaga y controlarla.

Parte VIII. Prevención de la enfermedad

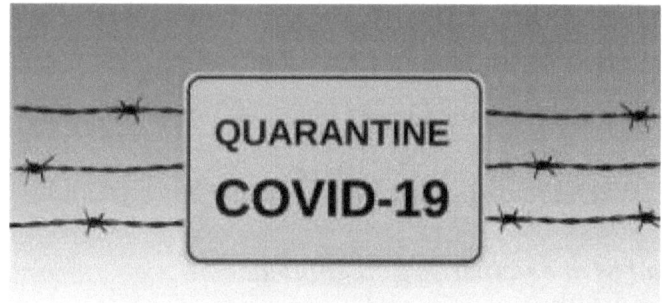

81. Vigilancia para contactos sin síntomas

-Doctor Mario, ¿los contactos asintomáticos o con signos leves necesitan ser hospitalizados?

No. Los pacientes que no presentan síntomas o en los que estos son muy leves –un poco de tos, fiebre inferior a 38 grados, congestión nasal, malestar general– no precisan ser hospitalizados y pueden recuperarse y hacer cuarentena en sus casas.

Solo se debe evaluar la hospitalización en caso de que sean personas con problemas crónicos de salud o que tengan un sistema inmunitario debilitado.

-¿Cuál es la vigilancia que deben seguir estos pacientes en sus casas?

Estos pacientes deben controlar la fiebre y contactar a un médico en casos de que esta sea superior a los 38 grados, o cuando presenten dificultad para respirar, dolor o presión constante en el pecho, cambios en el estado mental, confusión, problemas para despertar o un tono azulado en los labios o el rostro.

82. Cuidar al paciente con COVID-19 en casa

-¿Qué cuidados se deben tener con un paciente de coronavirus en casa?

En lo posible el paciente debe mantenerse en una habitación separada y no recibir visitas ni salir del domicilio salvo que sus síntomas empeoren.

Cuando esté en presencia de otras personas debe cubrirse con un barbijo y mantener una distancia de más de dos metros. A la hora de toser o estornudar, debe hacerlo en un pañuelo desechable y lavarse las manos inmediatamente con agua y jabón.

Por otro lado, es importante ventilar los espacios compartidos, ya sea abriendo una ventana o encendiendo un filtro de aire, y limitar el número de cuidadores. Para esta tarea lo ideal es designar a una persona joven que goce de buena salud y no tenga enfermedades crónicas.

Además, el paciente debe emplear platos, vasos, cubiertos, ropas de cama y toallas diferentes.

Por último se deben desinfectar los objetos que se tocan con frecuencia y todos los habitantes de la casa deben seguir los cuidados generales para la enfermedad, como lavarse las manos y evitar tocarse los ojos, la nariz y la boca.

83. Traslado de sospechosos o enfermos

-¿Qué debe hacerse si un paciente sospechoso o enfermo necesita ser trasladado?

El transporte debe realizarse en vehículos especialmente designados, en lo posible ambulancias de presión negativa. Estos automóviles deben ser desinfectados en forma frecuente.

Por otro lado, tanto el acompañante del paciente como el personal médico deben usar máscara y trajes protectores para evitar el contagio.

-¿Qué son las ambulancias de presión negativa?

Son ambulancias con medios técnicos que permiten que la presión del aire dentro del vehículo sea más baja que la exterior. De esta manera, el aire se puede filtrar y purificar antes de su emisión, minimizando las posibilidades de infección y transmisión del virus.

84. Hospitalización de complicados

-¿En qué pacientes con COVID-19 se recomienda la hospitalización?

La hospitalización se recomienda en aquellas personas con una enfermedad severa o grave, o con problemas crónicos de salud asociados.

Por enfermedad severa se entiende pacientes que presentan una frecuencia respiratoria de más de 30 respiraciones por minuto; una saturación de oxígeno en sangre inferior al 93 por ciento; un índice de Kirby o PaO2/FiO2 (que mide indirectamente la lesión pulmonar) menor de 300; e infiltrados pulmonares (característicos de una infección) superior al 50 por ciento en 24-48 horas.

En tanto, los enfermos graves son los que presentan fallo respiratorio con necesidad de ventilación mecánica o shock séptico.

85. Centros de hospitalización coyuntural

-¿Cómo es el manejo de los pacientes con COVID-19 en los centros de hospitalización?

Lo ideal es que estos pacientes sean aislados en habitaciones individuales. Si esto no es posible debido al número limitado de cuartos, es aceptable agrupar a las personas con COVID-19 en un mismo lugar, manteniendo siempre una distancia mínima de 1,5 metros entre las camas.

En los casos sospechosos se deben esperar los resultados de los test antes de colocarlos en estas salas compartidas, ya que muchos pueden tener otras enfermedades respiratorias no relacionadas con este virus.

-¿Qué condiciones deben tener estas salas de aislamiento?

Estos espacios deben contar con materiales adecuados para el lavado e higiene de manos, ventilación, contenedores de residuos apropiados y rótulos indicadores en la puerta y en el interior señalando que se trata de una zona de aislamiento.

Por otro lado, se deben tomar medidas de higiene y desinfección específicas y la entrada debe ser permitida solamente a personal autorizado.

-¿Cómo se evita el contagio en los centros hospitalarios?

En estos centros se deben seguir estrictas normas de higiene y control de infecciones para reducir los riesgos de transmisión. Esto incluye medidas de protección personal, higiene de manos, desinfección ambiental y manejo de desechos, entre otras acciones.

Por otro lado, cualquier persona que visite estos hospitales debe utilizar máscara y evitar el contacto cercano con pacientes con síntomas de enfermedades respiratorias. Además deben lavarse las manos con jabón o desinfectante a base de alcohol, cubrirse la nariz y la boca con pañuelos desechables al toser o estornudar, y seguir el resto de los cuidados preventivos para estos casos.

86. Cuidados intensivos y ventilación asistida

-¿Cómo es el tratamiento contra la COVID-19?

En la actualidad no existen vacunas ni tratamientos antivirales específicos contra este virus. Sin embargo, los pacientes pueden recibir atención médica para aliviar los síntomas. La mayoría de los infectados con el virus se recupera con la ayuda de estas medidas de apoyo.

-¿Cuál es la atención que se brinda a estos pacientes?

Cuando el paciente es internado se lo coloca en una cama en reposo y se lo mantiene bien hidratado y equilibrado, monitoreando constantemente sus signos vitales y la saturación de oxígeno.

Generalmente se le realizan exámenes de sangre, orina, proteína C reactiva (PCR), indicadores bioquímicos y la función de coagulación para controlar que estén dentro de los parámetros normales.

En forma periódica también se efectúa un análisis de gases en sangre arterial y pruebas de imágenes del tórax.

-¿Cuál es el tratamiento en caso de cambios en la saturación de oxígeno?

Cuando este valor es inferior al 90 por ciento se aplica una terapia de oxígeno suplementario que puede incluir catéter nasal, máscara de oxígeno, terapia de oxígeno transnasal de alto flujo y ventilación mecánica no invasiva o invasiva, entre otras posibilidades.

En los casos en que la insuficiencia respiratoria aguda hipoxémica no responda al tratamiento convencional se puede utilizar una cánula nasal de alto flujo (HFNC) y la ventilación con presión positiva no invasiva (NIPPV).

87. Medidas de sostén general e inmunológico

-¿Cuáles son las medidas de sostén generales e inmunológicas que se siguen con estos pacientes?

Como te comentaba estos pacientes son monitoreados regularmente para identificar y tratar complicaciones asociadas al virus, como el síndrome de dificultad respiratoria aguda (SDRA), la sepsis o el shock séptico.

Hay casos en los que se les brinda oxigenoterapia, reposición de líquidos o tratamientos antibacterianos. En algunos pacientes también se realizan pruebas con antivirales y otras terapias asociadas.

-¿Qué se busca con estas medidas?

Con esto se busca atacar los dos componentes principales de la enfermedad. Por un lado la infección viral en sí, para la cual se están probando determinados medicamentos, y por el otro, cuando la neumonía progresa, la inflamación grave de los pulmones, que se intenta controlar con fármacos para el proceso inmunitario e inflamatorio.

88. Antivirales, antibióticos y esteroides

-¿Hay algún medicamento para prevenir o tratar la infección por COVID-19?

Por el momento no se recomienda ningún medicamento específico para prevenir o tratar esta enfermedad. Sin embargo, se están estudiando algunos tratamientos y hay varios ensayos clínicos en curso para probar la eficacia de los mismos.

-¿Son eficaces los antibióticos para tratar la COVID-19?

No. Los antibióticos solo son eficaces contra las infecciones bacterianas. Esta enfermedad es producida por un virus, por lo que estos fármacos no sirven contra ella.

No obstante, durante la internación hospitalaria el paciente puede recibir antibióticos para evitar que contraiga infecciones bacterianas secundarias.

-¿Existe alguna terapia antiviral efectiva contra la COVID-19?

De momento no existe ninguna terapia antiviral demostrada que funcione contra este virus. Sin embargo, se están realizando múltiples pruebas para analizar el uso de varios medicamentos.

Estudios preliminares con algunos de estos fármacos han mostrado una reducción de la carga viral en pacientes afectados por la COVID-19. De todos modos las pruebas aún no son definitivas y se necesitan más investigaciones al respecto.

-¿Cuáles son los medicamentos que se están probando?

Entre ellos se encuentran la cloroquina y la hidroxicloroquina, dos antipalúdicos que además se utilizan para tratar enfermedades autoinmunes como el lupus y algunos tipos de artritis.

También remdesivir, un fármaco experimental desarrollado originalmente para tratar el virus del ébola; y lopinavir/ritonavir, una combinación de antirretrovirales que se emplean para el VIH.

Otras pruebas son con interferón Beta b1, una molécula producida por el propio cuerpo para combatir infecciones virales y que colabora en la regulación de la inflamación; y con colchicina, un potente agente antiinflamatorio utilizado en el tratamiento y la prevención de la gota y la Fiebre Mediterránea Familiar.

Otros medicamentos que se están estudiando son oseltamivir, ribavirina, penciclovir, nitazoxanida, nafamostat, tocilizumab, azitromicina, corticosteroides e inmunoglobulina IV.

-¿Por qué se utilizan medicamentos antivirales antiguos como prueba en estos tratamientos?

Esta medida es especialmente eficaz ya que se trata de remedios sobre los que se conoce el perfil de seguridad, los efectos secundarios, la posología y las interacciones farmacológicas, lo que facilitaría su implementación en caso de ser efectivos.

-¿Qué son los corticoesteroides?

Los corticoesteorides son medicamentos similares a las hormonas que producen las glándulas suprarrenales. Sirven para reducir la inflamación y en muchos casos afectan al sistema inmunitario.

Por lo general son fármacos muy potentes que provocan efectos secundarios, por los que en caso de uso se suelen indicar por períodos cortos de tiempo.

-¿En qué casos de COVID-19 se sugiere el uso de corticoesteroides?

Estos medicamentos se recomiendan para los casos de pacientes con síndrome de dificultad respiratoria aguda que reciben ventilación mecánica. Sin embargo su efectividad como parte de la terapia contra la COVID-19 todavía no está definitivamente confirmada.

89. Vacunas actuales y futuras

-¿Existe alguna vacuna actualmente contra la COVID-19?

No. De momento no existe ninguna vacuna contra este virus.

-¿Las vacunas contra la neumonía protegen contra esta enfermedad?

No. Las vacunas contra la neumonía, como la neumocócica y la vacuna contra *Haemophilus influenzae* de tipo B (Hib), no protegen contra el nuevo coronavirus.

Sin embargo, a pesar de que no son eficaces contra la COVID-19, a muchos pacientes se les recomienda tomarlas para mantener una buena salud.

-¿Cuánto podría tardar en desarrollarse una vacuna contra la COVID-19?

Se estima que su desarrollo puede demorar entre 6 meses y un año y medio.

Los plazos generalmente son mucho más extensos, pero es posible que en esta situación de crisis global haya una mayor flexibilidad de los organismos regulatorios internacionales para su aprobación.

90. Control de enfermos crónicos

-¿Cómo es el control de enfermos crónicos en tiempos de COVID-19?

Estos pacientes deben extremar los cuidados ya que el virus suele ser más grave en aquellos que padecen enfermedades crónicas.

Durante este período se les recomienda que eviten ir a los hospitales y que solo lo hagan en casos de emergencia, para disminuir los riesgos de infección.

Por ejemplo, muchos controles periódicos para sus dolencias se pueden realizar a distancia, consultando al médico por teléfono o mediante una videoconferencia.

En casos en que sea necesario ir a un centro hospitalario, es importante que marquen un horario previo para limitar el tiempo de la visita y tomen todas las medidas de protección disponibles.

91. Vitaminas y nutrición

-¿Qué cuidados alimenticios se recomiendan durante el brote de COVID-19?

En este período es especialmente importante llevar una dieta balanceada y comer en forma diaria alimentos ricos en proteínas, como pescado, carne, huevos, leche, legumbres y nueces. También frutas y verduras frescas.

Además, se debe beber al menos un litro y medio de agua por día.

-¿Qué alimentos se deben evitar durante la pandemia?

Durante este tiempo se recomienda evitar el ayuno, las dietas y comer alimentos crudos, carnes de animales salvajes o productos poco conocidos.

-¿Los suplementos vitamínicos son recomendables?

Mientras dure la pandemia la alimentación se puede complementar con multivitaminas, minerales y aceite de pescado de aguas profundas.

Por otro lado, la suplementación con vitamina D podría ayudar a prevenir infecciones respiratorias agudas.

92. Manejo del estrés social e individual

-¿Qué es el estrés?

El estrés es un sentimiento de cansancio y tensión física o emocional que surge como respuesta a una situación, exigencia o pensamiento difícil de sobrellevar.

El mismo puede provocar diversos trastornos mentales y físicos, además de frustración, furia y nerviosísimo.

-¿Cuáles son sus efectos?

Sus efectos más comunes son los dolores de cabeza y en el pecho, la tensión muscular, la fatiga, los cambios en el deseo sexual, el malestar estomacal y los problemas de sueño.

A su vez, también puede afectar el estado de ánimo y generar ansiedad, inquietud, falta de motivación, irritabilidad, enojo y tristeza.

Otra de sus consecuencias son los comportamientos compulsivos, como el consumo de comida en exceso, la drogadicción, el alcoholismo y el tabaquismo.

-*¿Qué puedo hacer para manejar el estrés durante la cuarentena?*

La cuarentena genera inevitablemente una cuota de tensión, ya que implica un cambio en la rutina y una situación nueva y de incertidumbre.

En ese marco es importante mantener las costumbres diarias lo máximo posible, como los horarios en que nos levantamos, comemos y nos vamos a dormir.

Otro punto clave es no aislarse. Mismo a la distancia es vital mantenerse conectados con familiares y amigos, ya sea mediante llamadas, mensajes o videoconferencias. Los vínculos son un gran amortiguador del estrés y ayudan a no sentirnos solos.

Por otro lado, se recomienda practicar técnicas de relajación, alimentarse de manera saludable, hacer actividad física, descansar de forma apropiada y evitar el abuso de drogas y alcohol.

-¿Qué podemos hacer para no entrar en pánico durante la pandemia?

Además de lo mencionado anteriormente, hay que dosificar la cantidad de información a la que estamos expuestos.

Durante estas situaciones suelen difundirse muchas noticias alarmistas y rumores falsos que pueden generar una mayor sensación de temor, ansiedad y angustia. Por ello es importante mantenerse informados a través de medios confiables y solo un par de veces al día para no saturarse.

Por último, es fundamental enfocarse en actividades recreativas y agradables, como escuchar música, leer o ver películas, para mantener la cabeza ocupada y con pensamientos positivos.

-¿Cuáles son las recomendaciones para ayudar a los niños pequeños en esta etapa?

Las reacciones de los niños dependerán en buena medida de las acciones de los padres. Si los adultos están nerviosos y tensos, se lo transmitirán a sus hijos. Por ello es importante mantener la calma y generarles una sensación de tranquilidad.

A los niños no se les debe ocultar lo que está pasando. Por el contrario, hay que explicarles la situación con las palabras y el tono adecuados para sus respectivas edades.

Además, durante este tiempo es clave mantener las rutinas familiares todo lo que sea posible e incentivarlos para que realicen actividades lúdicas y recreativas que los ayuden a expresar sus sentimientos de forma positiva.

En este tipo de situaciones es normal que los niños busquen más apego y sean más exigentes con los padres, por lo que hay que armarse de paciencia y ser comprensivos.

93. Tratamientos naturales y tradicionales

-¿Existen tratamientos naturales o tradicionales que prevengan o curen la COVID-19?

De momento no hay ninguna evidencia de terapias de este tipo que curen o prevengan la enfermedad.

Sin embargo, algunos tratamientos naturales o tradicionales pueden ayudar a aliviar algunos de los síntomas causados por la COVID-19.

-¿Qué hiervas chinas de uso común se han utilizado contra este virus?

Algunas de las fórmulas herbales utilizadas fueron rizoma phragmitis (lu gen), rizoma imperatae (baimao gen), radix angelicae dahuricae (baizhi), rizoma atractylodis macrocephalae (baizhu), rizoma atractylodis (cangzhu), madreselva (jinyininel) hua), herba pogostemonis (huoxiang), radix et rizoma rhodiolae crenulatae (hongjingtian), rizoma dryopteridiscrassi rhizomatis (guanzhong), rizoma polygonicuspidati (huzhang), fructustsaoko (cao gutaciu), foliummori (sang ye), radix astragali praeparata (huangqi), radix ligustici brachylobi (fang feng) y herba eupatorii (peilan).

De todos modos, este tipo de fórmulas solo deben usarse bajo la guía de médicos especializados.

-¿Comer ajo puede ayudar a prevenir la COVID-19?

El ajo es un alimento saludable que puede tener ciertas propiedades antimicrobianas. No obstante, de momento no hay evidencia de que comerlo ayude a prevenir esta dolencia.

Parte IX. Precaución individual y colectiva

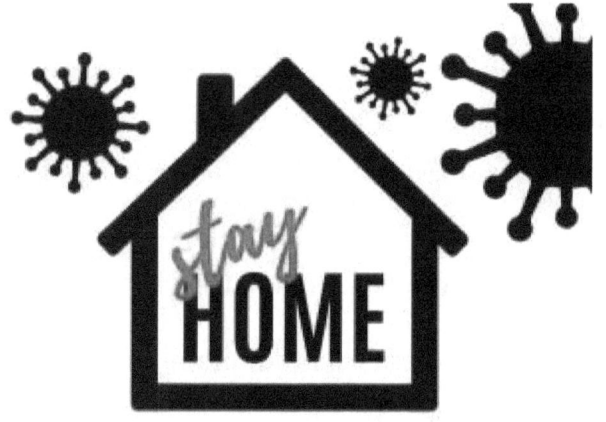

94. Cuidados según el clima

-Doctor Mario, ¿es cierto que la COVID-19 no puede transmitirse en zonas con climas muy cálidos?

No. Las investigaciones realizadas hasta el momento indican que el virus puede transmitirse en cualquier región, incluidas las de climas cálidos y húmedos. Por ello es importante tomar todas las medidas de protección y cuidados pertinentes, independientemente de las condiciones climáticas del lugar en el que se viva.

-¿Es cierto que la exposición a la luz del sol o a temperaturas altas previene el contagio?

No. Esto también es falso. El virus puede contraerse incluso en días muy cálidos y con alta temperatura.

-¿La exposición al frío intenso y la nieve pueden matar al virus?

No. Por lo general el cuerpo humano mantiene su temperatura en torno a los 36,5 y 37 grados, independientemente de cuál sea la temperatura exterior o las condiciones meteorológicas del lugar en que la persona se encuentre. Por ello no tiene ningún sentido exponerse a frío intenso o a la nieve.

-¿Bañarse con agua caliente previene la infección con COVID-19?

No. Bañarse en agua caliente no brinda ninguna protección contra el virus. La temperatura corporal también seguirá siendo la misma más allá de cuál sea la temperatura del agua.

95. Uso y tipo de máscaras

-¿Es necesario usar máscaras en forma permanente para protegerse de la COVID-19?

Inicialmente la recomendación era el uso de máscaras por parte de quienes presentaren síntomas de la dolencia o no se está cuidando o en contacto con una persona enferma, sin necesidad de uso por toda la comunidad. No obstante, recientemente debido al alto número de contagios, varias agencias como la FDA en los estados unidos, recomiendan uso de máscaras e incluso barbijos de confección casera para protección.

Estas máscaras son desechables y solo se pueden utilizar una vez por lo que es importante emplearlas de manera racional para evitar que se agoten.

-¿Cuál es la forma correcta de usar estas máscaras?

Antes de tocar la máscara hay que lavarse las manos con agua y jabón o con un desinfectante a base de alcohol. Luego hay que inspeccionarla cuidadosamente para ver si tiene rasgaduras o agujeros.

Al momento de colocar, se debe orientar hacia afuera el lado correcto, que en general está coloreado. La misma debe cubrir tanto la boca y la barbilla como la nariz.

El barbijo debe cambiarse tan pronto como esté húmedo. A la hora de descartarlo, se deben retirar las cintas elásticas de detrás de las orejas, alejándolo de la cara y la ropa para no tocar superficies potencialmente contaminadas. A continuación, se debe arrojar en un recipiente cerrado.

Por último, tras su manipulación hay que lavarse nuevamente las manos.

-¿Cuántos tipos de máscaras hay?

Hay 3 tipos principales. Unas son los respiradores N95 / KN95, que filtran el 95 por ciento de las partículas con un diámetro aerodinámico mayor o igual a 0.3 μm.

Otras son las mascarillas quirúrgicas desechables, que tienen 3 capas de protección. La externa evita que las gotas entren en la máscara, la interna tiene un filtro para bloquear el 90 por ciento de las partículas con un diámetro superior a 5 μm, y la interna en contacto con la nariz y la boca absorbe la humedad.

Por último están los barbijos de algodón, que son pesados y no se ajustan bien a la cara, por lo que no son muy efectivos contra los virus.

-*¿Cuándo debe reemplazarse una máscara?*

Todos los tipos de máscaras deben reemplazarse de manera regular. En especial cuando es difícil respirar a través de ella, cuando está dañada, cuando no puede ajustarse de manera correcta al contorno de la cara, cuando está contaminada con sangre o gotas respiratorias o luego de mantener un contacto con un paciente infectado.

96. Lavado de las manos

-¿Por qué es importante lavarse las manos con frecuencia para prevenir el contagio?

Lavarse las manos es clave porque cuando se hace con agua y jabón o usando un desinfectante a base de alcohol se matan los virus que pueda haber en ellas.

Las manos son un importante foco de transmisión a través del agua, alimentos, sangre, gotas respiratorias, tracto digestivo y el contacto directo e indirecto.

-¿Cómo se deben lavar las manos?

Para un lavado efectivo hay que aplicar jabón en abundancia y fregar las palmas hasta generar mucha espuma. Luego esta se debe pasar entre los dedos, debajo de las uñas y el costado externo de las manos.

A continuación hay que frotar varias veces la punta de los dedos contra las palmas, incluyendo los pulgares. Por último, hay que restregar las muñecas con la mano contraria y enjuagar con bastante agua.

El lavado debe durar como mínimo 20 segundos.

-¿Cuáles son los momentos claves para el higiene de manos?

Es fundamental lavarse las manos luego de estornudar o toser; después de estar en contacto con un infectado; antes, durante y después de cocinar; antes de comer; luego de ir al baño; después de tocar un animal; al llegar a la casa y tras tocar botones de elevadores, manijas de puertas y barandas de escaleras, entre otros momentos.

97. Alcohol y antibacteriales

-¿Cómo podemos lavarnos las manos si no hay agua disponible?

En estos casos se puede utilizar un desinfectante para manos a base de alcohol al 75 %, que es efectivo para inactivar al virus.

-¿Cómo se aplica el gel desinfectante de manos?

El mismo se aplica en la palma de una mano y se refriega por toda la superficie de ambas manos y dedos hasta que se haya secado. Este proceso debe durar como mínimo 20 segundos.

-¿El alcohol al 75% también es efectivo para desinfectar superficies y objetos?

Si. El 75% de alcohol, cloroformo, formaldehído, desinfectantes que contienen cloro, ácido peracético y rayos ultravioleta pueden inactivar el virus, por lo que limpiar superficies y objetos con alcohol puede prevenir la infección.

-¿Rociar el cuerpo con alcohol o con cloro mata al virus?

No. Esto no sirve de nada ya que el virus se encuentra dentro del organismo. Pulverizar alcohol o cloro puede dañar la ropa y las mucosas de los ojos y la boca por lo que es peligroso.

Su uso solo es efectivo para desinfectar superficies y objetos.

-¿Enjuagarse regularmente la nariz con una solución salina ayuda a prevenir la infección con COVID-19?

No. No hay pruebas que indiquen que esta práctica proteja de la infección.

98. Estilo de vida, ejercicios y salud mental

-¿Qué estilo de vida se recomienda durante la pandemia?

En este momento es importante alimentarse bien, hacer ejercicio regular y descansar de manera adecuada un mínimo de 7 horas por día.

Por otro lado, hay que mantener una buena higiene y ventilar las habitaciones con frecuencia.

Por último, se recomienda no trabajar en exceso, hacer actividades relajantes y recreativas y evitar los lugares con mucha gente.

-¿Por qué es importante hacer ejercicio regularmente?

La práctica de actividad física ayuda a mejorar la salud general, la calidad de vida y el sueño. Además permite mantener un peso adecuado, colabora en el manejo del estrés y reduce las posibilidades de contraer ciertas enfermedades, como diabetes tipo 2, problemas cardiovasculares, obesidad, osteoporosis, dolores en las articulaciones y el cáncer de seno y de colon.

-¿Qué rutina de ejercicios se recomienda durante la pandemia?

Durante esta época se aconseja un programa integral y constante en el que se ejercite cada una de las partes del cuerpo, aumentando la intensidad de manera progresiva.

Si por la cuarentena no es posible salir a la calle o ir a un gimnasio, se recomienda buscar en internet rutinas de entrenamiento para hacer en casa.

-¿Qué podemos hacer para prepararnos mentalmente para enfrentar la pandemia?

Durante esta etapa es comprensible sentir un poco de ansiedad y miedo. Esto es natural y no hay que sentirse culpados por experimentar estas emociones.

Por el contrario, hay que buscar la manera de desahogarse, distraerse y aliviar la ansiedad.

La práctica de actividad física en forma regular; el uso de técnicas de relajación como la meditación, el yoga, la acupuntura o los masajes; pasar más tiempos con familiares y amigos; y realizar actividades gratificantes, como leer, escuchar música, dibujar o aprender a tocar un instrumento musical, pueden ayudar a manejar el estrés.

En caso de que el miedo y la ansiedad se vuelvan insoportables, busque apoyo profesional.

99. Ventilación de casas y habitaciones

-¿Por qué es importante ventilar la casa?

Los ambientes de la casa y del lugar de trabajo suelen permanecer cerrados, especialmente durante el invierno y los días de temperatura baja. Esto hace que el aire de las habitaciones se contamine de forma rápida, debido al confinamiento y las actividades que se realizan en el interior, como cocinar.

-¿Cada cuánto se debe ventilar un espacio?

Si el aire exterior es bueno, se recomienda ventilar al menos tres veces por día, de mañana, tarde y noche. La ventilación debe mantenerse de 15 a 30 minutos como mínimo.

100. Cuidados en la cuarentena

-¿Qué cuidados especiales se deben seguir durante la cuarentena?

Durante la cuarentena hay que evitar salir a la calle y mantener contacto cara a cara con otras personas lo máximo que sea posible.

Además hay que seguir los cuidados preventivos al máximo, relacionados con el lavado frecuente de manos y la desinfección de superficies y objetos.

Por otro lado, hay que conservar una buena higiene personal y del hogar, y cubrirse la nariz y la boca con un pañuelo desechable al toser o estornudar.

101. Hogares de ancianos y discapacitados

-¿Qué cuidados especiales se deben seguir en hogares de ancianos y discapacitados?

En estos centros se deben restringir las actividades al aire libre, el ingreso de nuevos moradores y las visitas de familiares y amigos para disminuir los riesgos de contagio.

Por otro lado, en el lugar se deben extremar las medidas de higiene, desinfección y protección personal y ambiental.

Además, los trabajadores deben ser capacitados sobre cómo prevenir, controlar e identificar casos de COVID-19. Estos, a su vez, deben educar y fomentar los cuidados entre los residentes.

Si se detecta un infectado, este debe ser aislado y puesto en cuarentena inmediatamente para evitar la transmisión a otros.

102. Mercados y supermercados

-¿Qué cuidados se deben tomar en mercados y supermercados para evitar el contagio?

Para estos casos se aconseja planear las compras con anticipación y adquirir todo de una vez para no tener que ir varias veces a un mismo lugar.

Dentro de los locales se recomienda evitar las horas de más concurrencia y mantener siempre una distancia de seguridad de dos metros con los otros clientes.

Es importante no hablar sobre los alimentos y mucho menos toser o estornudar sobre ellos.

Además, se aconseja llevar bolsas de compras propias para evitar utilizar los carritos y cestas del supermercado, y pagar con tarjeta para no tener que tocar billetes y monedas.

103. Restaurantes y comedores

-¿Qué cuidados se deben tomar en restaurantes y comedores?

En estos espacios se aconseja comer fuera de los horarios habituales para sortear las aglomeraciones.

Si se está acompañado, durante la comida hay que evitar el contacto y la conversación cara a cara. También la sobremesa, para reducir la estadía en el lugar lo máximo posible.

Por otro lado, se aconseja utilizar platos, vasos y cubiertos personales o descartables, que no sean compartidos con los demás. Además, hay que lavarse las manos antes y después de comer.

El personal que trabaja en restaurantes y comedores debe usar máscaras y guantes junto con el equipo de protección regular. A su vez, en forma diaria se les debe tomar la temperatura y buscar síntomas relacionados con el virus, como tos, diarrea o problemas para respirar para evitar que afecten la seguridad alimentaria.

Por último, en estos lugares también se deben extremar las medidas de higiene, limpieza y desinfección.

104. Cines y teatros

-¿Qué cuidados se deben tomar en cines y teatros?

Durante la pandemia se recomienda evitar las visitas a lugares con mucha gente y poca ventilación como cines y teatros.

En caso de necesidad, utilice una máscara facial y mantenga la máxima distancia posible con el resto de los espectadores.

Por otro lado, los organizadores de estos espacios deben garantizar la higiene, ventilación y esterilización diaria de las salas.

105. Ascensores y escaleras

-¿Qué cuidados se deben tomar en ascensores y escaleras?

El ascensor se debe tomar con la menor cantidad de personas posibles y usando una máscara de protección. Lo ideal es viajar de uno en uno y, si está lleno, lo mejor es esperar el próximo.

De preferencia, se recomienda el uso de escaleras para ir de un piso a otro.

Volviendo al ascensor, los botones se deben presionar con un pañuelo desechable y las puertas hay que mantenerlas abiertas por más tiempo para aumentar la ventilación. Además, su interior se debe limpiar y desinfectar con regularidad.

En cuanto a las escaleras, hay que respetar la distancia con otras personas y no hay que tocar las barandas ni los pasamanos, o hacerlo con guantes descartables.

106. Transporte público y privado

-¿*Qué cuidados se deben tomar en el transporte?*

En el transporte público se debe utilizar una máscara de protección. Además, en el caso de tener que esperar la llegada del autobús o del metro, hay que evitar sentarse en las bancas y mantener una distancia prudencial de las demás personas.

Si el vehículo llega y está lleno, se recomienda esperar el siguiente. A la hora de pagar, de preferencia se deben usar tarjetas prepagas o llevar el cambio exacto, para no tener que intercambiar dinero con el cobrador.

Dentro del autobús en lo posible hay que sentarse en bancas vacías que no tengan personas al lado. A su vez, antes de agarrarse de los barandales de seguridad, se aconseja limpiarse las manos con alcohol en gel.

Una vez concluido el viaje, hay que lavarse nuevamente las manos con agua y jabón.

107. Vuelos y aeropuertos

-¿Qué cuidados se deben tomar en vuelos y aeropuertos?

Lo ideal es evitar viajar durante la pandemia.

En caso de tener que hacerlo se recomienda realizar el *check in* en forma online antes de ir al aeropuerto y descargar el pase de abordar en el celular para evitar la manipulación de papeles, el contacto con otras personas y la pérdida de tiempo.

Por otro lado, se aconseja evitar el uso de los baños del aeropuerto y del avión.

Una vez en el asiento, se recomienda desinfectar los cinturones, apoyabrazos, mesas reclinables y pantalla táctil con alcohol en gel y accionar las rejillas de ventilación.

108. Puertos y cruceros

-¿Qué cuidados se deben tomar en puertos y cruceros?

Lo ideal es evitar tomar cruceros durante la pandemia.

En caso de tener que hacerlo, manténgase dentro de su camarote lo máximo posible. En los lugares comunes, guarde una distancia de más de dos metros con los demás pasajeros. En el comedor utilice platos y cubiertos propios o descartables. Lávese las manos con frecuente y siga los consejos generales para prevenir el virus.

109. Escuelas y universidades

-¿Qué cuidados se deben tomar en escuelas y universidades?

En estos establecimientos se debe concientizar a los estudiantes y al profesorado sobre medidas de prevención, control y seguridad a través de charlas y capacitaciones.

Además, se deben establecer protocolos de actuación para detectar posibles casos y garantizar que los infectados entren en cuarentena. Esto puede incluir el examen diario de estudiantes y profesores en busca de síntomas.

Por otro lado, el personal de limpieza debe aumentar la higiene, la ventilación y la desinfección de las aulas y los elementos de uso público.

También se deben desalentar las reuniones y las actividades grupales. En las aulas, los estudiantes deben sentarse por separado manteniendo una distancia adecuada entre sí.

Por último, se deben organizar los tiempos en gimnasios, bibliotecas, laboratorios y comedores para que haya en ellos la menor cantidad de personas posibles a la vez.

Parte X. Resumen de hechos y controversias clínicas.

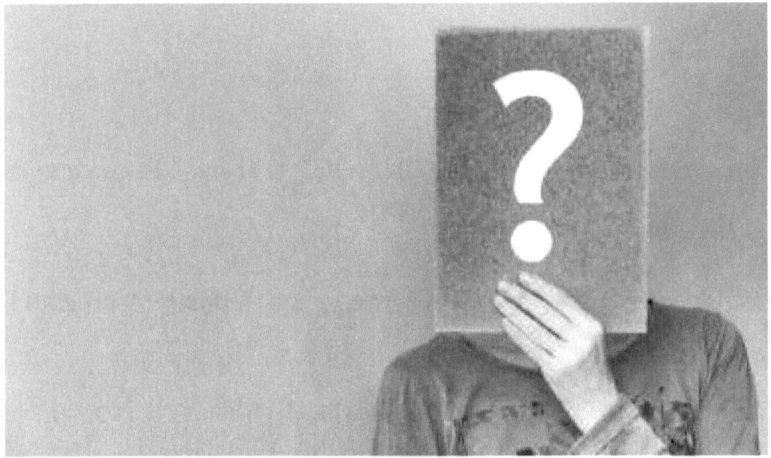

En esta última parte del libro os dedicaremos a responder algunas interrogantes, así como aclarar dudas y mitos sobre medidas de prevención, diagnóstico, síntomas, complicaciones, inmunidad, y tratamientos.

El lavado de manos con jabón, hipoclorito de sodio y el alcohol antiséptico elimina el virus.

Verdadero. Lavarse las manos es muy importante porque cuando se hace con agua y jabón o usando un desinfectante a base de alcohol se matan los virus que pueda haber en ellas.

La cuarentena, la distancia social y el uso de máscaras evitarán contagiarnos.

Verdadero. Estas medidas sirven para reducir el potencial de transmisión de la enfermedad. Si se aplican de una manera correcta y a gran escala, la distancia social, la cuarentena y el uso de máscaras rompen o disminuyen la cadena de contagio. Así se ayuda a proteger al público vulnerable y se baja la carga de atención en los hospitales, evitando el colapso del sistema sanitario.

Las personas que tienen el virus sin síntomas pueden transmitirlo.

Verdadero. Está comprobado que los pacientes asintomáticos pueden transmitir la enfermedad. Por eso es importante que aun sin presentar signos cumplan con la cuarentena.

Se trata de una simple gripe que ataca a personas mayores con defensas bajas.

Falso. Este virus es 30 veces más letal que la gripe común y casi dos veces más contagioso. Además ataca a personas de todas las edades.

Solo las personas mayores y las personas con afecciones médicas previas se complican y fallecen.

Falso. Si bien es cierto que las personas mayores y con afecciones medicas previas presentan muchos más riesgos, también se han registrado casos de pacientes que no tenían problemas de salud anteriores que sufrieron complicaciones. Por eso es importante que todos nos cuidemos.

Los niños y jóvenes sanos son menos susceptibles al virus.

Verdadero. Las investigaciones preliminares demuestran que los niños y jóvenes sanos son menos susceptibles.

Existe diferencia entre respuesta inflamatoria protectora e hiperinflamatoria.

Verdadero. Cuando se produce un ataque por una bacteria o un virus, el sistema inmune puede activar una respuesta inflamatoria protectora como mecanismo de defensa. En estos casos el tejido dañado libera químicos que causan la inflamación. Esto ayuda a aislar a la sustancia extraña y atrae a los glóbulos blancos para que la destruyan.

Sin embargo, en ocasiones esta respuesta puede ser grave e hiperinflamatoria. Los químicos que el mismo organismo suelta en el flujo sanguíneo pueden generar cambios que dañan a múltiples sistemas del cuerpo y empeoran el cuadro.

Una de las complicaciones más graves es la "tormenta de citoquinas y linfohistiocitosis hemofagocítica".

Verdadero. La tormenta de citoquinas es una reacción inmunitaria grave en la que el cuerpo libera de forma muy rápida demasiadas citoquinas en la sangre. Estas proteínas cumplen una función importante en las respuestas inmunitarias, pero pueden ser dañinas cuando se producen en grandes cantidades.

En casos de COVID-19, algunos pacientes responden al virus con una tormenta de citoquinas, lo que agrava su estado al causar la falla de múltiples órganos.

La linfohistiocitosis hemofagocítica, por su parte, es un trastorno poco común en el cual los histiocitos y los linfocitos (tipos de glóbulos blancos) se acumulan en los órganos y destruyen a otras células sanguíneas. El factor desencadenante puede ser una infección -como la COVID-19- y afecta principalmente a personas que presentan deficiencias en la inmunidad, trastornos autoinmunes o cáncer.

El virus entra a las células del cuerpo a través del receptor ECA-II.

Verdadero. El eje renina-angiotensina-aldosterona es un sistema hormonal que regula la presión sanguínea, el volumen extracelular corporal y el balance de sodio y potasio en el organismo.

La renina es secretada por las células del aparato yuxtaglomerular del riñón. La misma cataliza la mudanza del angiotensinógeno, una glicoproteína secretada en el hígado, en angiotensina I. A su vez, esta se convierte en angiotensina II por acción de la enzima conocida como ACE-2 o ECA-2 en los pulmones y otros tejidos y órganos.

Una de las formas en que el nuevo virus ingresa a las células del cuerpo es utilizando como receptor a la enzima ACE-2 o ECA-2.

Suspender los tratamientos para la hipertensión, diabetes y artritis reumatoide ayuda contra el virus.

Falso. Estos pacientes deben continuar con sus tratamientos e intensificar los controles y las medidas de prevención. En ningún caso deben suspender sus medicamentos o auto medicarse sin la supervisión de un profesional. La adherencia al tratamiento es aún más importante en estos tiempos.

De momento no hay pruebas para fundamentar la interrupción de estos fármacos, incluso de los inhibidores de la enzima convertidora de angiotensina ECA y los bloqueadores de los receptores de angiotensina (BRA), que se utilizan por ejemplo para tratar la hipertensión.

Pérdida del olfato y el gusto entre los primeros síntomas.

Verdadero en algunos casos. Algunos pacientes con COVID-19 han manifestado dificultades para detectar el gusto y los olores. Si bien de momento no se conoce la causa por lo que esto ocurre, se está investigando al respecto.

Estas personas reportaron una pérdida repentina de sus sentidos del gusto y del olfato, incluso sin experimentar los síntomas más comunes de la enfermedad, como fiebre, tos, dolor de garganta o dificultades para respirar. Al parecer estos signos aparecen al comienzo de la infección, por lo que podrían ayudar a detectar su contagio en forma temprana.

Hay señales de alarma útiles para enfermos leves aislados en su hogar para evitar morir en casa.

Verdadero. Estos pacientes deben controlar la fiebre y contactar a un médico en casos de que esta sea superior a los 38 grados, o cuando presenten dificultad para respirar, dolor o presión constante en el pecho, cambios en el estado mental, confusión, problemas para despertar o un tono azulado en los labios o el rostro.

Existen diferentes cursos en la patogénesis, clínica y tratamiento entre las fases de COVID-19

Verdadero. En los casos de enfermedad leve los pacientes no presentan síntomas o estos son muy leves –un poco de tos, fiebre inferior a 38 grados, congestión nasal, malestar general–. Estos enfermos no precisan de hospitalización y pueden recuperarse y hacer cuarentena en sus casas.

En los casos de enfermedad severa los pacientes presentan una frecuencia respiratoria de más de 30 respiraciones por minuto; una saturación de oxígeno en sangre inferior al 93 %; un índice de Kirby o PaO2/FiO2 menor de 300; e infiltrados pulmonares superior al 50 % en 24-48 horas.

Cuando el valor de la saturación de oxígeno es inferior al 90 % se aplica una terapia de oxígeno suplementario que puede incluir catéter nasal, máscara de oxígeno, terapia de oxígeno transnasal de alto flujo y ventilación mecánica no invasiva o invasiva, entre otras posibilidades.

Si la insuficiencia respiratoria aguda hipoxémica no responde al tratamiento convencional se puede utilizar una cánula nasal de alto flujo (HFNC) y la ventilación con presión positiva no invasiva (NIPPV).

En los casos graves los enfermos presentan fallo respiratorio con necesidad de ventilación mecánica o shock séptico. El tratamiento incluye oxigenoterapia, reposición de líquidos, tratamientos antibacterianos, corticoesteroides y pruebas con antivirales que están en estudio.

Todas las neumonías necesitan de radiografías, ultrasonidos y tomografías.

Falso. Sin embargo, estos estudios aportan indicadores interesantes para tener en consideración para acelerar el diagnóstico, iniciar el tratamiento y aislar a los pacientes en los casos en que sea necesario, por lo que se recomienda su uso.

La prueba de diagnóstico molecular RT-PCR y las pruebas rápidas para diagnóstico de SARS-CoV2 son diferentes.

Verdadero. La prueba PCR busca detectar la presencia de una molécula de ácido ribonucleico (ARN), el material genético del virus. Tiene la ventaja de que es muy específica, ya que permite diferenciar entre dos patógenos muy similares.

Además, este examen es muy eficaz, debido a que posibilidades cubrir al virus en las primeras fases de la infección. Su desventaja es que los resultados demoran entre 4 horas y dos días.

Los test rápidos, por su parte, utilizan muestras de sangre para detectar los anticuerpos producidos frente a la enfermedad, o muestras respiratorias para buscar proteínas del virus.

A diferencia de las PCR, estos exámenes son útiles a partir del quinto día de infección. Además tienen la desventaja de que no son tan eficaces y específicos. Como punto a favor, permiten obtener los resultados en solo 15 minutos.

Procalcitonina como marcador de infección bacteriana.

Verdadero. El nivel de procalcitonina (una proteína que es producida en el cuerpo en algunos casos) en la sangre suele ser normal al comienzo de la enfermedad pero aumenta en los pacientes que requieren de cuidados intensivos. Por ello se recomienda realizar pruebas para controlar este indicador regularmente, ya que puede indicar una complicación secundaria de infección bacteriana.

La enfermedad puede causar síntomas extrapulmonares y falla multiorgánica.

Verdadero. Cuando el virus comienza a diseminarse puede causar distintos síntomas en todo el cuerpo. No está claro si esto ocurre como consecuencia de una manifestación viral directa o debido a la respuesta inflamatoria.

Algunos signos comunes son la confusión mental, disminución cognitiva y convulsiones en el sistema nervioso central; insuficiencia renal y suprarrenal; miocarditis en el corazón; y vasculitis sistémicas.

En el caso de la falla multiorgánica generalmente es causada por la tormenta de citoquinas.

Existen predictores confiables de gravedad o mortalidad que permitan tomar acciones médicas adelantadas.

Verdadero. Los pacientes con neumonía grave, disnea e hipoxemia que afectan a más del 50 % del pulmón en 24-48 horas precisan de tratamiento urgente para evitar que evolucione a sepsis, shock séptico y síndrome de disfunción multiorgánica.

A su vez, dentro de estos predictores se encuentran la frecuencia respiratoria de más de 30 respiraciones por minuto; la saturación de oxígeno en sangre inferior al 93 %; un índice de Kirby o PaO2/FiO2 menor de 300; e infiltrados pulmonares superior al 50 por ciento en 24-48 horas.

El oseltamivir y otros antivirales pueden ser tratamientos.

Falso. De momento no existe ninguna terapia antiviral demostrada que funcione contra este virus. Sin embargo, algunos fármacos se están utilizando con el procedimiento de uso compasivo, reservado para medicamentos aún no aprobados empleados en pacientes que no tienen otra opción terapéutica.

El oseltamivir es un antiviral que se utiliza para tratar algunos tipos de infección por influenza (otro tipo de virus que causa síndrome gripal) y que forma parte de los fármacos que se están probando contra la COVID-19. Se recomienda para casos de enfermedad moderada.

La ivermectina o nitazoxanida son medicamentos para tratar la enfermedad.

Falso. La ivermectina es un medicamento antihelmíntico indicado para el tratamiento de parasitosis como estrongiloidiasis, la oncocercosis y la escabiosis. Se lo ha utilizado para combatir VIH, el dengue, la gripe, el Zikay, entre otras dolencias.

La nitazoxanida es un antiparasitario que se emplea para tratar la diarrea causada por el protozoario criptosporídio o giardia. Ambos fármacos están en estudio contra la COVID-19.

El tratamiento para los pacientes hospitalizados es azitromicina, cloroquina e hidroxicloroquina.

Parcialmente verdadero. La cloroquina y la hidroxicloroquina son dos antipalúdicos que además se utilizan para tratar enfermedades autoinmunes como el lupus y algunos tipos de artritis. La azitromicina, por su parte, es un antibiótico.

Se está estudiando el uso de estos medicamentos asociados contra la COVID-19. Se recomienda su implementación en los casos en que haya factores de riesgo evidentes para progresión de la enfermedad.

Dentro de las reacciones adversas de la cloroquina se han identificado mareos, dolor de cabeza, náuseas, vómitos, diarrea, diferentes tipos de erupciones cutáneas y paro cardíaco.

Utilizar plasma fresco o las inmunoglobulinas de pacientes recuperados puede ayudar a tratar otros enfermos y prevenir contagios.

En estudio. Este tratamiento consiste en extraer plasma sanguíneo de personas que se hayan recuperado de la enfermedad para tratar a pacientes críticos.

Este plasma –que se administra a través de una transfusión– contiene anticuerpos capaces de atacar al virus y ayudar a que los pacientes se recuperen más rápido.

Interferón, anticuerpos monoclonales e inmunoglobulinas intravenosas son tratamientos.

En estudio. El interferón es una molécula producida por el propio cuerpo para combatir infecciones virales y que colaboran en la regulación de la inflamación. Su uso en pacientes con COVID-19 se recomienda para casos críticos.

Los anticuerpos monoclonales son proteínas utilizadas por el sistema inmunitario para identificar y neutralizar objetos extraños, como bacterias y virus. Su empleo podría bloquear la capacidad del nuevo coronavirus de penetrar en las células.

La inmunoglobulina intravenosa, por su parte, es una sustancia que se elabora con anticuerpos que se extraen de la sangre de donantes sanos. Una dosis temprana podría mejorar el pronóstico de los pacientes críticos con COVID-19.

Troponinas y otras enzimas indican daño endotelial, daño cardíaco e infarto agudo del miocardio.

Verdadero. Las troponinas elevadas son un marcador de daño miocárdico. A su vez, la prueba de marcadores cardíacos mide la liberación en la sangre de varias enzimas que ayudan a diagnosticar un infarto.

La insuficiencia cardíaca se produce cuando el músculo del corazón no bombea sangre de manera correcta. Ciertas dolencias, como las arterias estrechadas o la presión arterial alta, dejan progresivamente al corazón demasiado débil o rígido como para llenarse y bombear de forma eficaz.

El infarto agudo de miocardio, también conocido como ataque cardíaco, ocurre como consecuencia de una insuficiente irrigación sanguínea al corazón y la consecuente falta de oxígeno.

Los profesionales de salud deben protegerse más ante una parada cardiorrespiratoria.

Verdadero. La parada cardiorrespiratoria implica el cese de forma súbita e imprevista de la circulación sanguínea y de la respiración espontánea. Esto genera la falta de oxígeno a los órganos vitales, dañando especialmente al cerebro. Cuando este deja de recibir oxigeno durante 6-8 minutos se produce la muerte de sus células, produciéndose una situación irreversible.

En procedimientos de reanimación, el personal médico debe utilizar máscaras N95, pantallas faciales, guantes de látex, ropa de aislamiento impermeable, ropa protectora y respirador, si es necesario, como medidas de protección.

En paro mejorar vía aérea con: Ambu, máscaras laríngeas e intubación endotraqueal.

Verdadero. Para mejorar la vía área de los pacientes que no están respirando o que tienen problemas para hacerlo por sí solos, se puede utilizar un resucitador manual conocido como Ambu. Se trata de una máscara con bolsa auto expandible que brinda ventilación con presión positiva.

Otras opciones son colocar una máscara laríngea o realizar una intubación endotraqueal. En este último caso se coloca una sonda en la tráquea a través de la boca o la nariz.

En reanimación cardíaca la secuencia es: desfibrilación, técnica de masaje cardíaco en pronación, medicación.

Depende de la causa de la parada cardíaca. En caso de paro cardíaco, hay que realizar un procedimiento de reanimación cardiopulmonar RCP inmediato. Se combina respiración boca a boca con compresiones torácicas, para suministrar oxígeno a los pulmones y mantener la sangre circulando hasta que se puedan restablecer la respiración y las palpitaciones cardíacas.

La atención avanzada sigue con la desfibrilación, en la que se usa un dispositivo para dar una descarga eléctrica al corazón. Esto genera que el mismo se detenga momentáneamente y luego reanude su ritmo normal.

Por último, también pueden ser necesarios ciertos medicamentos antiarrítmicos para tratar la emergencia o para una terapia a largo plazo.

Para el estudio del daño cardíaco se realizan: ecocardiograma, angiografía coronaria intervencionista y trombólisis.

Verdadero. La ecocardiografía es un examen que crea imágenes del corazón y ayuda a diagnosticar defectos en dicho órgano.

Por su parte, la angiografía coronaria es un procedimiento en el que se inserta un catéter en una arteria del brazo o de la ingle que se lleva cuidadosamente hasta el corazón, permitiendo detectar la obstrucción del flujo sanguíneo.

La trombólisis, en tanto, es un proceso en el que se deshacen los coágulos sanguíneos utilizando medicamentos

Ayuda al efecto inmunomodulador de las estatinas, el propóleo, las gotas homeopáticas y el levamisol.

En estudio. Las estatinas son unos medicamentos que disminuyen el colesterol y ciertas grasas en la sangre, lo que ayuda a reducir la enfermedad cardiovascular. Además tienen un efecto inmunomodulador y antiinflamatorio. Las evidencias del papel de las mismas en pacientes con COVID19 son escasas.

El propóleo es un material producido por las abejas que se emplea para tratar la hinchazón y llagas dentro de la boca. Su uso podría ayudar a fortalecer el sistema inmune y funcionar como un antiviral natural.

En cuanto a las gotas homeopáticas, de momento no hay evidencia científica de que su uso incremente las defensas ante enfermedades virales e infecciones respiratorias.

El levamisol, por su parte, es un medicamento antihelmíntico e inmunomodulador. De momento tampoco hay certeza de que sea efectivo para prevenir o tratar la COVID-19.

Mejora las defensas: la vitamina D, los sueros de vitaminas del complejo B y la sobredosis de vitamina C

Falso. No existe evidencia científica de que estas vitaminas sean efectivas para prevenir la infección por COVID-19. Además, la toma e inyección de vitamina C, suplementos vitamínicos y otras preparaciones no tienen un efecto inmediato. Su uso tiene que ser a largo plazo, de manera correcta y combinada con un estilo de vida saludable para que sea efectivo.

De todos modos, para mejorar el funcionamiento del sistema inmune lo mejor es seguir una dieta equilibrada, hacer ejercicio moderado y mantener un buen estado de salud mental.

Por su parte la suplementación con vitamina D podría ayudar a prevenir las infecciones respiratorias agudas.

Las vacunas eficaces pueden estar disponibles en menos de 2 años.

Verdadero. Se estima que su desarrollo puede demorar entre 6 meses y un año y medio. Los plazos generalmente son mucho más extensos, pero es posible que en esta situación de crisis global haya una mayor flexibilidad de los organismos regulatorios internacionales para su aprobación.

Afecta al embarazo, al parto y al recién nacido.

No comprobado. A diferencia de otras enfermedades infecciosas, las mujeres embarazadas con COVID-19 no parecen desarrollar un cuadro clínico más severo que la población general. Tampoco hay evidencia de que la enfermedad aumente el riesgo de aborto.

Además, los primeros estudios señalan que no hay transmisión vertical antes, durante y tras el parto por lactancia materna de madres infectadas a hijos.

Dañará en niños su desarrollo psicomotor e intelectual.

Falso. La COVID-19 afecta a los niños en una proporción muy pequeña comparado con los adultos. Además, en estos pocos casos la enfermedad suele ser muy leve y no suele dejar secuelas.

Los pacientes recuperados pueden dejar el aislamiento y el uso de máscaras.

Verdadero. Para recibir el alta estos pacientes deben estar estables y sin fiebre, y las imágenes de pulmón deben mostrar una mejora significativa sin signos de disfunción orgánica.

Además, la respiración y el habla deben estar normalizados y la persona debe estar con la conciencia clara por al menos 3 días. Por último, deben tener dos resultados negativos consecutivos realizados en días diferentes del test PCR.

Los pacientes recuperados son inmunes al SARS-Cov2.

En estudio. Todavía es muy prematuro para dar una respuesta. De momento no hay datos científicos determinantes sobre la duración de los anticuerpos inmunes protectores generados en pacientes que tuvieron la enfermedad y se curaron. De todos modos, es posible que estos pacientes queden protegidos de futuras infecciones.

La mayoría de las personas que se infectaron de SARS desarrollaron una inmunidad a largo plazo, de entre ocho a diez años. En el caso del MERS fue mucho más corta. Se estima que la inmunidad contra el COVID-19 podría ser de por lo menos 1 o 2 años, aunque de momento no hay datos concretos.

Deja secuelas funcionales o fibrosis pulmonar en pacientes recuperados

En estudio. Sin embargo, si bien todavía es muy prematuro para sacar conclusiones porque la enfermedad es muy reciente, se han detectado casos en los que el pulmón queda con algún tipo de fibrosis.

Igual esto también depende de cuál era el estado del órgano antes de la enfermedad.

Volumen 2

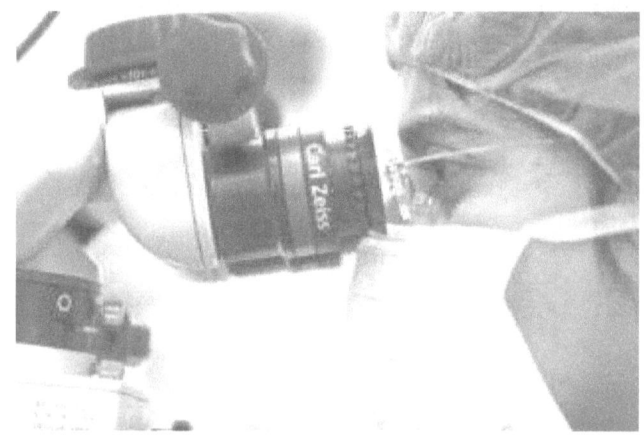

Dirigido a los profesionales de salud, para enriquecer su conocimiento en relación al SARS-CoV-2 y la patología COVID-19

Manual del Nuevo Coronavirus

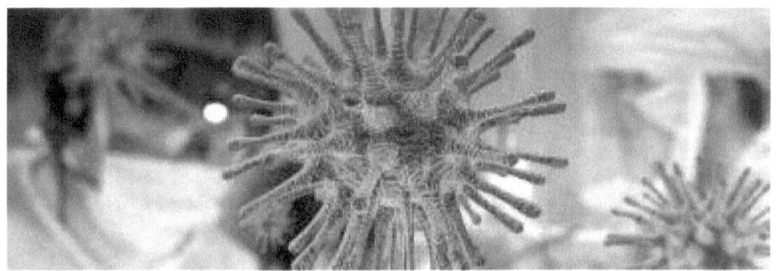

Dr. Mario Vega Carbó

Endocrinólogo

Edición 2020

-Volumen N° 2-

Antecedentes y cronología de la pandemia

El nuevo coronavirus COVID-19 apareció por primera vez en la ciudad de Wuhan, provincia china de Hubei a principios de diciembre de 2019.

En apenas un mes, el número de casos creció exponencialmente y apenas 3 meses después ya es una pandemia a nivel mundial.

Las fechas claves de esta pandemia se describen a continuación:

El **8 de diciembre de 2019** se reporta en Wuhan, provincia de Hubei, China, la aparición de siete casos de una extraña enfermedad que provocaba síntomas similares a la neumonía.

El **21 de diciembre de ese año,** el Centro Chino para el Control de Enfermedades identificó un primer grupo de 15 pacientes afectados por una neumonía de causa desconocida.

El **30 de diciembre de 2019** la secuenciación genética del patógeno en un paciente señaló la presencia, aún no totalmente confirmada, de un coronavirus relacionado al Síndrome Respiratorio Agudo Severo (SARS).

Además, se descubrió que la mayoría de los pacientes enfermos eran trabajadores o clientes del mercado mayorista de mariscos de Wuhan, de los cuales siete estaban en estado crítico.

El **31 de diciembre de 2019** se emitió un aviso urgente sobre la presencia de una neumonía de causa desconocida al Centro Municipal de Salud de Wuhan. En este momento ya hay decenas de pacientes afectados en hospitales de esta ciudad.

Por su parte en el mes de enero se descubrió el origen de esta enfermedad y comenzaron a aparecer casos fuera de China. Este mes marcó el inicio de la expansión mundial del nuevo coronavirus.

El **9 de enero de 2020** murió el "paciente cero", un anciano de 61 años que manifestó haberse enfermado tras visitar el mercado de mariscos de Wuhan.

Ese mismo día las autoridades sanitarias China notifican a la Organización Mundial de la Salud (OMS) que han identificado un **nuevo tipo de coronavirus**, denominado

2019-nCoV, como causante del brote de neumonía en Wuhan.

El **13 de enero la OMS** reportó el primer caso de COVID-19 fuera de China, en este caso en Tailandia. La afectada fue una mujer china de 61 años que había llegado en avión cinco días antes a Bangkok.

El **16 de enero Japón** informó su primer caso en un residente de la prefectura de Kanagawa.

El **20 de enero** Corea del Sur informó a la OMS que había confirmado un primer caso. De manera simultánea, investigadores chinos identificaron ese mismo día tres cepas diferentes del 2019-nCoV, lo que confirmó que el coronavirus original aparecido en Wuhan había mutado.

Mientras se hacía el anuncio de este descubrimiento, Estados Unidos confirmaba la aparición del primer caso en ese país, en el estado de Washington.

Singapur reportó su primer caso **el 23 de enero**, en una persona que llegó de Wuhan, al igual que lo hicieron Taiwán y Vietnam.

El **23 de enero** el gobierno chino ordenó una cuarentena total a los 11 millones de habitantes de Wuhan, así como la cancelación de vuelos y salidas de trenes desde y hacia esta ciudad.

También se suspendió el funcionamiento de trenes, autobuses y transbordadores en toda el área metropolitana de esta ciudad.

Para esta fecha, ya habían fallecido 17 personas en China y se habían infectado otras 580 fuera de este país.

El **24 de enero** se registró el primer reporte de COVID-19 en Europa, en dos franceses que llegaron a París en vuelo procedente de Wuhan, mientras que China informaba que ya tenía 830 infectados en su territorio continental.

Por su parte, **el 25 de enero** Australia informó que 3 nacionales que llegaron de Wuhan fueron diagnosticados con COVID-19.

Ese mismo día Canadá informó su primer caso en la ciudad de Toronto, también en un turista que había regresado de Wuhan.

El **27 de enero** Alemania reportó su primer caso en un nacional de la región de Bayern que regresó de Shanghái, China.

El **29 de enero** el COVID-19 llegó al Golfo Pérsico, cuando Emiratos Árabes Unidos informó a la OMS que tenía 4 casos confirmados de este virus, todos en personas que estuvieron en Wuhan, China.

El **30 de enero** la OMS informó que el COVID-19 estaba presente en todas las provincias de China continental, así como en varios países de Europa, Norteamérica y Sudamérica.

En esta fecha la OMS declaró el estado de emergencia sanitaria mundial por el brote de COVID-19, que ya había cobrado la vida de 170 personas en China y enfermado a 7.711 personas.

En ese momento, China había ordenado el cierre total de Wuhan y la paralización de toda actividad no esencial para que la población se mantuviera aislada y reducir el contagio persona a persona.

Ese mismo día Italia reportó sus primeros dos casos, pero no se dictó ninguna medida especial para impedir el avance del contagio, excepto las restricciones a viajeros provenientes de China.

El **mes de febrero** marcó el inicio de la rápida propagación del COVID-19 en Europa, Latinoamérica y Europa, donde varios países tuvieron que aplicar medidas extremas de aislamiento social y cierre de fronteras para tratar de frenar la epidemia.

Destaca la fecha del **28 de febrero**, cuando se reportaron los primeros dos casos en Latinoamérica, en 2 mexicanos que habían visitado Italia. Enseguida se reportaron casos Chile, Colombia y Brasil.

El mes de marzo marca la declaración de una pandemia mundial de COVID-19 por parte de la Organización Mundial de la Salud y el aumento exponencial de casos confirmados en todos los continentes, excepto África.

Del 5 al 6 de marzo se informó la aparición del COVID-19 en Centro y Suramérica, en este caso en Argentina, Perú, Colombia y Costa Rica.

Para el **7 de marzo** más de 90 países enfrentaban la presencia del COVID-19 y se habían registrado 102.000 personas infectadas y cerca de 3.500 muertes. Ese día Paraguay reportó su primer caso de coronavirus.

El día 9 de marzo Alemania reporta Alemania reporta que tiene 1.100 casos de COVID-19 y ocurren las primeras 2 muertes en ese país.

El **12 de marzo** la OMS informa que en el mundo entero hay 126.100 infectados de COVID-19 y 4.600 fallecidos.

El **14 de marzo** la OMS informa que Europa es el nuevo epicentro de la epidemia de COVID-19 y Estados Unidos declara estado de emergencia sanitaria nacional. Para este día, los infectados en el mundo superan las 145.300 personas y hay 5.500 fallecidos.

En contraste, la OMS informó que 71.600 personas se habían recuperado, en su mayor parte en China.

El **16 de marzo** la situación en Europa obliga a la Unión Europea a cerrar fronteras internas. Portugal informa el primer fallecimiento por este coronavirus.

El **18 de marzo** España llega a los 11.178 contagiados y 491 fallecidos. Mientras que en el mundo entero se reportan 218.000 contagiados, 8.809 fallecidos y 84.000 personas recuperadas.

Apenas un día después, Italia alcanza los 3.405 fallecidos, superando a China que tenía registrados 3.252. A nivel mundial la cifra de infectados se eleva a 244.000, con 10.000 fallecimientos y 86.000 recuperaciones.

El **25 de marzo** España supera el número de muertes de China, con 3.434 fallecidos, de los cuales 738 muertes habían ocurrido en las últimas 24 horas.

El **27 de marzo** España registra 769 muertos en tan solo 24 horas. En el mundo los contagiados superan las 500.000 personas, de los que 88.000 corresponden a Estados Unidos. Esto pone a EE.UU. por encima de China e Italia en número de infecciones.

El **30 de marzo** España superó a China en número de casos positivos, y a nivel mundial más de 700 mil personas estaban contagiadas en todo el planeta.

A esto se suman más de 30 mil muertes por complicaciones relacionadas con esta enfermedad.

Parte I. Defensas, vía respiratorias y virus

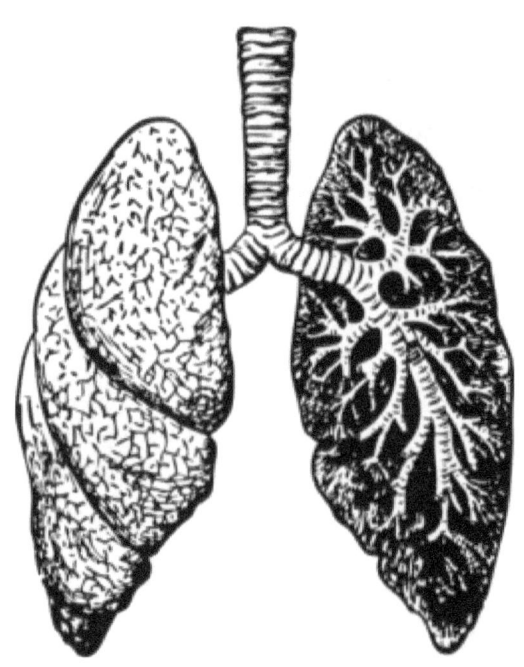

El cuerpo humano cuenta con un sistema inmunitario para protegerse de infecciones y agentes patógenos externos.

Este sistema está conformado por una variedad de células sanguíneas, denominados glóbulos blancos o linfocitos, especialmente adaptadas para detectar y destruir microorganismos ajenos al cuerpo.

Participan en la formación de estas células diferentes estructuras del cuerpo como el bazo y la médula ósea.

Además el cuerpo posee estructuras que ayudan a filtrar y retirar del flujo sanguíneo las toxinas y patógenos presentes. Los ganglios linfáticos son las principales estructuras de este tipo.

1. Tipos de inmunidad

El término Inmunidad proviene del latín *immunis*, que significa "libre de carga". Este término se refiere a la capacidad general de un organismo o huésped de resistir una infección o enfermedad determinada.

A principios del siglo XX se definieron los conceptos de "anticuerpo" para referirse a las proteínas producidas por las células del sistema inmunológico que participan en la inmunidad humoral y "antígenos" para las sustancias que se unían a los anticuerpos o estimulaban su producción.

La defensa frente a un agente infeccioso se basa en una combinación de la respuesta orgánica temprana relacionada con la inmunidad innata y la respuesta posterior surgida por la inmunidad adaptativa que haya desarrollado el organismo.

Como inmunidad innata, también denominada natural, se describen los mecanismos con los que cuenta el organismo para protegerse de infecciones, antes que estas aparezcan.

Estos mecanismos son la primera línea de defensa del organismo contra las infecciones. Incluyen barreras químicas y físicas, células fagocíticas, células citotóxicas naturales y proteínas sanguíneas.

Por su parte la inmunidad adaptativa, también denominada adquirida, es aquella que el cuerpo desarrolla por estimulación tras ser expuesto a los patógenos. En este caso la inmunidad es selectiva y específica para cada tipo de agente infeccioso. Los principales responsables de esta inmunidad adaptativa son los linfocitos.

Existen dos tipos de inmunidad adaptativa, como son la inmunidad humoral y la inmunidad celular.

2. Inmunidad humoral y celular

La inmunidad celular se basa en la defensa del organismo a través de la activación de celular llamadas linfocitos T, principalmente en presencia de microorganismos intracelulares.

Por su parte, la inmunidad humoral se basa en la defensa del organismo a través de la acción de macromoléculas denominadas anticuerpos. En este caso se activan generalmente para atacar infecciones por microorganismos extracelulares y las toxinas que estos producen.

Este mecanismo de defensa tiene a su vez la capacidad de recordar la infección combatida, a través de los linfocitos B de memoria. De esta forma, si la infección reaparece, las defensas del cuerpo se activarán más rápido y de manera más eficiente para combatirla.

Sin embargo no se puede decir que sean dos formas de inmunidad totalmente separadas, pues las células y procesos fisiológicos que participan en ambos tipos de respuesta están estrechamente relacionados.

3. Inmunidad activa y pasiva

Otra forma de resistencia a las infecciones es la inmunidad activa, en la que el sistema inmunológico del organismo es motivado a reaccionar al exponerse a un antígeno o estructura inmunogénica específica.

Por su parte la inmunidad pasiva consiste en aquella que es adquirida por el individuo por transferencia externa. Esto quiere decir que es una inmunidad adquirida sin haber estado expuesto al antígeno correspondiente a una determinada infección, como es el caso de la inmunidad que transfiere la madre al feto o la que se adquiere tras ser tratado contra la rabia o el tétanos.

4. Defensa contra agentes biológicos

Todo organismo vivo cuenta con mecanismos para protegerse de la acción dañina de agentes biológicos. Estos pueden ser mecanismos inespecíficos o específicos.

Los mecanismos inespecíficos reaccionan a cualquier patógeno o sustancia extraña que ingrese al organismo, destruyéndolos lo antes posible. Entre los mecanismos inespecíficos se encuentran las barreras naturales, la microflora y la respuesta inflamatoria o respuesta celular inespecífica.

Las barreras naturales, también denominadas barreras primarias, están conformadas por la piel de los animales y la epidermis vegetal, así como las secreciones mucosas. Su función es bloquear el ingreso de patógenos al organismo a través de una barrera física o mecánica.

La piel actúa como un muro contra los agentes externos, gracias a su grosor, capacidad impermeable y ligera acidez producto de la liberación de ácidos grasos en las glándulas sebáceas. Las secreciones vaginales, moco nasal y mucosa estomacal también protegen contra el ingreso de bacterias al organismo, gracias a sus enzimas bactericidas. El moco nasal y de las vías respiratorias, ayuda a atrapar y expulsar sustancias extrañas y bacterias de los pulmones, a través del estornudo y la tos.

En cuanto a la microflora, se trata de cepas de bacterias comensales que forman simbiosis con el cuerpo humano y de los animales y los protege contra bacterias extrañas al competir con estos por nutrientes y liberar sustancias que afectan el desarrollo de estas. La piel y el intestino están cubiertos por miles de microorganismos simbióticos de este tipo.

Por su parte, la respuesta inflamatoria o respuesta celular inespecífica, consiste en una reacción de las células para protegerse de patógenos, en muchos casos produciendo sustancias como los interferones, que impiden a los virus iniciar su proceso de multiplicación.

La producción de histaminas y otras sustancias producen una dilatación de los vasos sanguíneos en la zona afectada y por lo tanto, se genera una inflamación.

5. Anatomía de las vías respiratorias

Desde el punto de vista anatómico, el aparato respiratorio humano está conformado por las siguientes estructuras:

Vías respiratorias altas.

Vías respiratorias bajas.

Músculos diafragmáticos y accesorios.

Las vías respiratorias altas están conformadas por la nariz y la faringe. La faringe comunica a su vez con las vías respiratorias bajas, conformadas por los bronquios y los bronquiolos ubicados dentro de los pulmones.

Los pulmones a su vez están conformados por millones de estructuras llamadas alvéolos, donde se realiza el intercambio de CO_2 y O_2 entre la atmósfera y el organismo. A su vez los pulmones y las vías respiratorias bajas se encuentran en el interior de los tórax, rodeados por las costillas.

El ingreso y salida de aire desde los pulmones, que conocemos como la acción de respirar, es provocada por el movimiento regular del diafragma, un conjunto de músculos semejante a una cúpula ubicado debajo de los pulmones. Al subir y bajar y bajar el diafragma, provoca que los pulmones se llenen o vacíen de aire por efecto mecánico.

6. Barreras, mucosas y epitelio respiratorio

Como dijimos anteriormente, el cuerpo posee barreras naturales para protegerse del ingreso de bacterias, virus y sustancias peligrosas. En el caso de los pulmones, se cuenta con las mucosas nasales y el epitelio respiratorio como principales estructuras de protección.

El epitelio respiratorio es en sí un epitelio ciliado, es decir, que posee miles de pequeños pelos o barbas y el cual recubre todo el tracto respiratorio. El movimiento de sus barbas o cilios, combinado con la mucosidad que segrega continuamente, ayuda a expulsar fuera de los pulmones las bacterias muertas, polvo y patógenos que pueda haber dentro de estos. En casos severos, se activa el mecanismo de la tos para ayudar a expulsar la flema o mucosidad excesiva.

Las mucosas nasales producen a su vez gran cantidad de moco y son la primera barrera física contra el ingreso de partículas extrañas y bacterias a los pulmones. Al detectarse la presencia de estas, se produce una reacción alérgica caracterizada por aumento de la mucosidad y estornudos, que ayudan a expulsar las bacterias de las vías respiratorias superiores.

7. Infecciones respiratorias y agudas

Bajo el término *Infección Respiratoria Aguda* (IRA) se agrupan varias enfermedades del aparato respiratorio producidas por virus y bacterias que aparecen de forma repentina y cuyos síntomas tienen una duración de menos de 15 días.

La IRA es el tipo de enfermedad respiratoria más frecuente en el planeta y entre sus variantes se encuentran desde resfriados leves hasta resfriados graves y neumonías, entre otras.

Los virus son la causa más común de infecciones respiratorias y además de afectar los pulmones y bronquios, también pueden presentarse problemas a nivel de oídos (otitis) y senos nasales (sinusitis).

Sin embargo, existen enfermedades bacterianas muy peligrosas, como la tuberculosis provocada por el Bacilo de Koch, que pueden provocar la muerte del paciente tanto por los daños en su aparato respiratorio como en otros órganos.

En términos generales, las infecciones respiratorias más comunes son el resfriado común, la faringitis y la rinosinusitis. El resfriado común se caracteriza por congestión nasal, aumento de secreción mucosa en la nariz, estornudos y tos, dolor de cabeza y malestar general.

La faringitis destaca por el dolor de garganta, muchas veces acompañado de los síntomas del resfriado común y de placas blancas o bultos dolorosos en garganta y amígdalas.. Su causa puede ser viral o bacteriana.

Por su parte la rinosinusitis es una infección que afecta la mucosa de los senos paranasales y nariz. Sus síntomas incluyen dolor en el rostro, congestión nasal, fiebre y malestar general. Puede ser originada por un virus o una bacteria.

8. Virus respiratorios más comunes

Datos de la Organización Mundial de la Salud indican que en mundo hay más de 150 virus que pueden provocar enfermedades respiratorias de algún tipo.

Sin embargo, los más comunes son los rinovirus, responsables del resfriado común, así como el virus de la Influenza, la Parainfluenza, el Adenovirus, y el Virus Sincicial Respiratorio (VRS).

El Virus de la Influenza provoca lo que conocemos como gripe, una enfermedad respiratoria altamente contagiosa, con un período de incubación de 1 a 3 días. Existen dos tipos de virus de influenza, A y B, que mutan periódicamente y por lo tanto la mayoría de la población es vulnerable a las nuevas cepas que aparecen. Sus síntomas aparecen súbitamente, con fiebre, escalofríos, dolores musculares y de cabeza y fiebre alta, así como abundante secreción de moco nasal.

El Virus de la Parainfluenza es también muy frecuente, pero afecta principalmente los pulmones, provocando inflamación de bronquios y bronquiolos, así como algunos tipos de neumonía. Sus síntomas iniciales se aparecen a un resfriado, con mucosidad nasal y fiebre, pero también aparece dolor en el tórax y dificultad para respirar.

Por su parte el Virus Sincicial Respiratorio (VRS) provoca infecciones pulmonares y en las vías respiratorias. Afecta principalmente a niños pequeños y adultos mayores y su primer síntoma es tos seca. Dependiendo de la edad y estado físico, puede llevar a un cuadro de dificultad para respirar y fiebre muy alta.

Finalmente tenemos los Adenovirus, que provocan tanto infecciones intestinales como respiratorias. Puede atacar durante todo el año, pero los picos suelen registrarse en invierno y principio de verano. Además de síntomas parecidos a un resfriado, provocan dolor estomacal, vómitos y diarreas que debilitan al paciente.

9. Sobreinfecciones bacterianas

En pacientes inmunodeprimidos, como los afectados por SIDA, adultos mayores o pacientes con enfermedades graves como cáncer, puede presentarse el caso de que presenten infecciones provocadas por más de un tipo de bacteria a la vez.

Una infección viral puede provocar también una caída en la capacidad del cuerpo para luchar contra infecciones bacterianas, lo que abre las puertas a problemas pulmonares de moderados a graves. Es común encontrar pacientes inmunodeprimidos cuyos cultivos de muestras pulmonares muestran la presencia simultánea de bacterias *S. pneumoniae, M. catarrhalis y H. influenzae.* Por lo tanto, deben someterse a tratamientos con antibióticos de amplio espectro, que en muchos casos también pueden tener efectos secundarios sobre riñones e hígado de los pacientes de alto riesgo.

10. Complicaciones respiratorias altas y bajas

Las complicaciones respiratorias más comunes en las vías altas y bajas son la bronquitis, la sinusitis, la laringitis y la otitis.

La bronquitis es una infección de origen tanto bacteriano como viral, que suele manifestarse después de una gripe en los bronquios, provocando su inflamación y reduciendo el paso de aire a través de ellos. Esto provoca dificultad para respirar, así como un aumento considerable de la producción de moco por parte del epitelio pulmonar.

Por consiguiente se presenta una tos con flema muy fuerte, que puede durar entre 3 y 4 semanas, acompañada de fiebre, dolor de garganta, diarrea y malestar estomacal. Si no se cura a tiempo, puede producir fibrosis y lesiones permanentes en los pulmones.

Por su parte la faringitis es la inflamación de la faringe o parte posterior de la garganta, causada por un resfrío, virus de Influenza, mononucleosis o el estreptococo. Provoca dolor al tragar o hablar, picazón y sequedad de garganta, inflamación de las amígdalas y pérdida de la voz. Si no se trata adecuadamente puede extenderse al oído interno y senos nasales, provocando otros síntomas molestos.

La laringitis es la inflamación de la laringe, órgano donde se ubican las cuerdas vocales. Se caracteriza por la pérdida de voz, total o parcial, así como inflamación de las amígdalas. Puede ser causada por virus, bacterias o por contaminantes. Una de sus complicaciones más peligrosas es la epiglotitis, en la que la epiglotis se inflama y bloquea el paso de aire hacia los pulmones.

Finalmente, tenemos la neumonía, que es la inflamación de los pulmones por la acción de virus, bacterias u hongos. Esto provoca que los alvéolos pulmonares se llenen de líquido y pus, reduciendo el intercambio de dióxido de carbono y oxígeno entre la sangre y el aire al respirar. Hasta un 15% de las muertes infantiles en niños menores de 5 años en el mundo se deben a la neumonía. Sus síntomas incluyen tos con flema y sangre, dolor torácico, fiebre alta y dificultad para respirar.

Parte II. Virología, Coronavirus y COVID-19

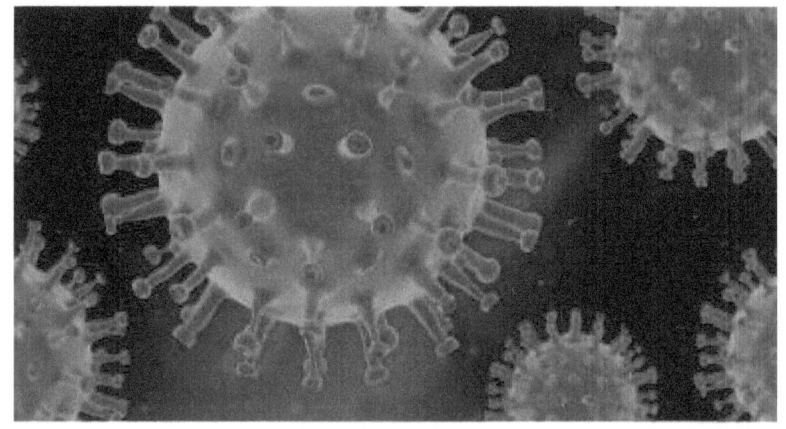

11. Tipos y características de los virus no respiratorios

Hay una gran cantidad de virus que provocan en el ser humano enfermedades orgánicas diferentes a la del tipo respiratorio. Una de las más comunes es la gastroenteritis, que puede ser provocada por distintos tipos de virus, como los rotavirus, norovirus, astrovirus y los adenovirus 40 y 41. La mayor parte de los virus relacionados con la gastroenteritis se transmiten por vía oral o por contacto con heces de pacientes enfermos.

También hay 5 tipos de virus que pueden provocar hepatitis, enfermedad que afecta al hígado. Cada uno se identifica con una letra (A, B, C, D y E) que se aplica al tipo de hepatitis que provoca.

El citomegalovirus y el virus Epstein-Barr también provocan problemas hepáticos, así como el virus de la Fiebre Amarilla.

Otros virus que afectan órganos diferentes a los pulmones son el virus del Herpes Simple (VHS), el virus del Papiloma Humano (VPH) y los echovirus. Otras enfermedades no pulmonares muy comunes provocadas por virus son la varicela, el sarampión y la rubeola.

12. Gripes y virus más agresivos al árbol respiratorio

La Influenza (tipo A y B), influenza A aviar (H5N1 y H7N9) y el virus de la Parainfluenza (tipo 1 a 4) están entre los más agresivos con el aparato respiratorio humano. A ellos se suman los rinovirus, el virus sincitial respiratorio A y B, el adenovirus, y el metapneumovirus humano.

El más conocido y frecuente es el virus de la Influenza, que provoca la gripe, y cuyos síntomas son congestión nasal, tos, fiebre alta, vómito y dolor abdominal y diarrea. También puede ser mortal si el individuo tiene condiciones especiales por otras enfermedades, es muy anciano o demasiado joven.

A lo largo de la historia se han registrado 6 pandemias provocadas por el virus de la Influenza. Estas son:

Influenza rusa del año 1889 (H2N2)

Influenza antigua de Hong Kong del año 1900 (H3N8)

Influenza española del año 1918 (H1N1)

Influenza asiática de 1957 (H2N2)

Influenza de Hong Kong de 1968 (H3N2)

Influenza porcina del año 2009, (A-H1N1)

13. Coronavirus: tipos, su forma y la estructura

El nombre *Coronavirus* agrupa a una amplia y muy antigua familia de virus ARN con envoltura. Los coronavirus tienen un ARN monocatenario, o de cadena simple, de sentido positivo. Este ARN tiene entre 27 a 31 kilonucleótidos lo que los convierten en los virus ARN de mayor tamaño. Poseen además un cápside de proteína fosforilada que se une al genoma formando una hélice de ribonucleoproteina.

El ancestro común de los coronavirus actuales ha sido rastreado hasta hace unos 10.000 años, pero es posible que este tipo virus existieran ya desde hace millones de años. Su nombre "corona" viene del hecho de que en su superficie sobresalen numerosas puntas que les dan un aspecto de corona. Estas puntas son usadas como ligandos al fusionarse con las membranas de las células invadidas. Se conocen 12 tipos de coronavirus que afectan a seres humanos o animales.

Sin embargo, solo 7 de ellos tienen capacidad para provocar enfermedades respiratorias en los humanos, que van desde resfriados simples hasta neumonías muy graves. De estos siete tipos de coronavirus, los cuatro siguientes se relacionan con la gripe común:

HcoV-229E.

HcoV-OC43.

HcoV-NL63.

HcoV-HKU1.

Por su parte, los siguientes tres tipos de coronavirus provocan enfermedades mucho más graves:

SARS-CoV. Identificado en 2002 como causante del Síndrome Respiratorio Agudo Grave (SARS).

MERS-CoV. Identificado en 2012, se relaciona con el Síndrome Respiratorio de Oriente Medio (MERS).

SARS-CoV-2. El más recientemente descubierto y responsable de la enfermedad por coronavirus de 2019 (COVID-19).

Es de destacar que los tres tipos que afectan a los humanos son patógenos zoonóticos, es decir, que pasan de un huésped animal a un huésped humano.

14. Clasificación de los coronavirus

La familia *Coronaviridae* incluye dos subfamilias y cinco géneros de virus ARN:

Subfamilia Orthocoronavirinae (Coronavirus)

Género Alphacoronavirus.

También denominado Grupo 1. Incluye variedades como el coronavirus felino, el coronavirus canino y los coronavirus humanos 229E NL63. Este género también incluye los coronavirus Miniopterus 1, Miniopterus HKU8, Rhinolophus HKU2 y Scotophilus 512, así como el virus de diarrea epidémica porcina y el coronavirus de la gastroenteritis transmisible.

Género Betacoronavirus.

También conocido como Grupo 2 de coronavirus. Los más importantes son el OC43 y HKU1 (tipo A); el SARS-CoV y SARS-CoV-2 (tipo B) y el MERS-CoV (tipo C).

Género Gammacoronavirus. (Coronavirus del Grupo 3).

Género Deltacoronavirus.

Subfamilia Letovirinae

Género Alphaletovirus

Los géneros Alpha y Beta (A y B) tienen relación con la herencia genética de los murciélagos. Por su parte los géneros Gamma y Delta (G y D) provienen del conjunto genético de aves y cerdos.

15. Coronavirus transmitidos por animales

Los coronavirus de la subfamilia *Orthocoronavirinae* son patógenos zoonóticos, es decir, que están estrechamente ligados a animales salvajes o de granja. De estos, pasan al ser humano por consumo de su carne o contacto con sus fluidos corporales.

Un ejemplo de coronavirus transmitidos por animales es el SARS-CoV, causante del Síndrome Respiratorio Agudo Severo (SARS) una enfermedad que puede terminar en una insuficiencia respiratoria grave.

El primer caso de SARS-CoV se reportó en 2002 en la provincia de Guangdong, China. De allí se extendió a más de 30 países con un total de 8.000 infectados y 774 muertes.

Estudios realizados indicaron que la fuente primaria del SARS-CoV eran los gatos civeta, probablemente infectados por mordeduras de murciélagos. Estos gatos eran cazados para su venta en mercados de animales vivos en China. El virus pasó de los gatos a los seres humanos por consumo de su carne.

Otro coronavirus transmitido por animales es el MERS-CoV, que ocasiona el Síndrome Respiratorio de Oriente Medio (MERS). En el año 2012 se reportó en Arabia Saudita el primer caso de MERS, pero se considera que posiblemente surgió por primera vez en Jordania a principios de ese año.

Para 2019 ya había cobrado 850 vidas y enfermado a 2.500 personas en varios lugares del mundo, en su mayor parte oriundos del Medio Oriente o que habían viajado a esa zona del mundo.

Se considera que el reservorio original del coronavirus MERS-CoV fueron los camellos, muy utilizados en esta parte del mundo como animales de carga y fuente de carne y leche.

Por su parte, el nuevo coronavirus SARS-CoV-2, causante del nuevo síndrome respiratorio agudo severo COVID-19 tiene su origen en los murciélagos de herradura, especie muy abundante en China y la cual es cazada para su venta en mercados de ese país.

De hecho, los primeros casos de COVID-19 se dieron en personas que habían visitado o comprado productos en el Mercado Mayorista de Mariscos de la ciudad de Wuhan, donde se venden animales vivos, incluyendo murciélagos de herradura.

16. Resistencia en diferentes ambientes

El SARS-CoV-2 ha demostrado una gran capacidad para sobrevivir fuera del cuerpo del huésped humano o animal. Puede permanecer activo durante 4 días en superficies de vidrio, así como cinco días sobre objetos de papel o cartón. En el caso de los objetos de cuero y caucho, como los guantes de invierno y los usados por el personal médico, puede sobrevivir hasta 8 horas.

Diversos estudios han demostrado que puede mantenerse activo hasta 6 horas sobre telas naturales o sintéticas, y hasta 8 horas sobre superficies de aluminio. Además, puede soportar temperaturas de hasta 38 grados centígrados, lo que facilita su propagación en climas cálidos a un nivel mucho mayor que los demás coronavirus conocidos.

17. Diferencias entre COVID-19 y coronavirus anteriores

Aunque la COVID-19 provoca síntomas similares a los del SARS-CoV y el MERS-CoV, los síntomas que provoca y la forma en que se propaga son ligeramente diferentes a esta dos últimas.

La COVID-19 se transmite principalmente de persona a persona a través de fluidos corporales, como la saliva, incluso a distancias de 3 metros. En esto se asemeja al MERS-CoV y al SARS-CoV, pero la COVID-19 tiene mayor resistencia al medio ambiente, incluyendo la alta temperatura. Sin embargo, su alta capacidad de sobrevivencia y poder de contagio es contrarrestada por una menor tasa de mortalidad.

Mientras la cifra de infectados por COVID-19 a nivel mundial llegaba a 850.583 personas al cierre de marzo de 2020, el número de muertes solo llegaba a 41.654, lo que equivale a una tasa de mortalidad del 4,89% Esto es mucho menos que la tasa de mortalidad del 35% del MERS-CoV y del 10% que tuvo el brote de SARS-CoV.

18. Virulencia de la COVID-19

El SARS-CoV-2 tiene una mayor capacidad de contagio que cualquier otro coronavirus, como lo demuestra el hecho de que a solo 3 meses del primer caso confirmado, más de 850 mil personas se habían contagiado en 190 países y territorios del planeta. Además su período de incubación es de 14 días, lo que aumenta la posibilidad de que un paciente contagie a otros antes de mostrar síntomas.

Pero en compensación, la COVID-19 tiene una tasa de mortalidad muy inferior al MERS-CoV, el SARS-CoV y la Influenza. Un estudio publicado a finales de marzo en la revista *The Lancet: Infectious Diseases*, hecho por investigadores británicos que analizaron los datos de 70.117 casos diagnosticados en China, indicó que la tasa de mortalidad de la COVID-19 es de apenas un 0,66%. Esta cifra toma en cuenta que muchos contagios y muertes no llegan a ser confirmados clínicamente. Si se toma en cuenta solo los casos clínicos confirmados, el índice de mortalidad de la COVID-19 sube apenas a 1,38%.

Por su parte el Centro de Control y Prevención de Enfermedades de China reveló que estudios hechos en Wuhan indicaron que solo un 9,1% de los pacientes de COVID-19 mostraron síntomas severos a graves, mientras que el 80,9% tuvo síntomas leves o incluso se mantuvieron asintomáticos.

El factor decisivo en la tasa de mortalidad es la edad del paciente, pues la mayoría de muertes corresponden a adultos mayores de 60 años de edad con condiciones anteriores como diabetes, hipertensión o enfermedades inmunodepresivas.

Entre los adultos mayores fallecidos, un 8% se encuentran en rango de 60-80 años de edad, pero a partir de los 80 años estos constituyen el 15% de las muertes registradas en el mundo entero.

Algunas enfermedades también aumentan el índice de mortalidad de la COVID-19. Los pacientes afectados por problemas cardiovasculares han tenido una tasa de muerte del 10,5%. Entre los diabéticos, las muertes por COVID-19 representan un 7,3% de los casos.

Así mismo, entre el grupo de pacientes con problemas respiratorios crónicos previos, la tasa de mortalidad por COVID-19 se ha mantenido en un 6,3%.

19. Inmunidad a la COVID-19

A la fecha no se conocen casos de personas curadas de COVID-19 que hayan desarrollado inmunidad a esta enfermedad. Lo que sí se sabe es que algunos pacientes en China, Alemania, Japón e Italia que se habían recuperado volvieron a enfermarse tras infectarse con nuevas cepas del SARS-CoV-2.

El primer caso de reinfección de COVID-19 se reportó en Japón, en un hombre de 70 años que había sido diagnosticado con COVID-19 el 14 de febrero de 2020. Tras ser hospitalizado en Tokio, el hombre se recuperó y fue dado de alta. Pero a los pocos días volvió a sentirse enfermo y fue hospitalizado nuevamente. Los médicos encontraron que el SARS-CoV-2 estaba presente de nuevo en su organismo. Este caso abrió la dura a la creencia de científicos e investigadores de que nadie podía contagiarse dos veces seguidas de COVID-19.

A finales de marzo de 2020, el gobierno alemán anunció que estudiará a 100.000 personas sanas que no se enfermaron pese a estar expuestos a pacientes de COVID-19. El objetivo es determinar si poseen algún de inmunidad natural que pudiera servir para desarrollar una vacuna o medicamento preventivo de la COVID-19.

China, Estados Unidos, Alemania y Rusia trabajan en el desarrollo de vacunas contra el SARS-CoV-2, pero se calcula que ninguna estará lista y aprobada definitivamente para su aplicación masiva a la población antes de abril de 2021.

Mientras tanto, se aplican terapias con medicamentos para la malaria y otras enfermedades, que han dado resultados positivos en el alivio de los síntomas en los pacientes más graves.

Parte III. Riesgo y transmisión entre humanos

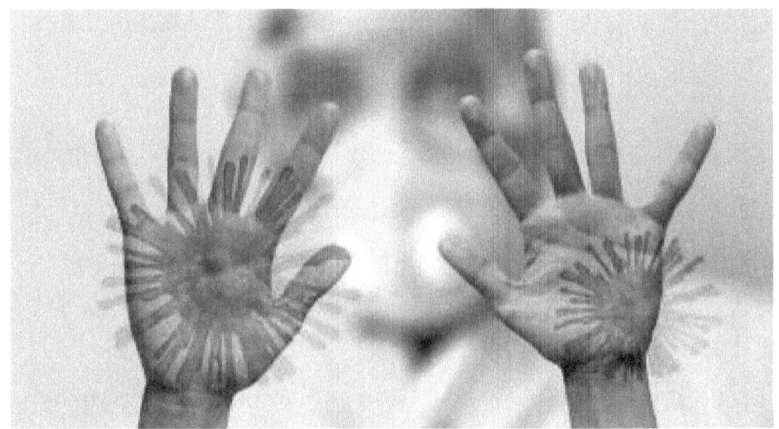

El brote por COVID-19 presenta similitudes con respecto a los brotes de Síndrome Respiratorio Agudo Severo de 2020 (SARS) y del Síndrome Respiratorio del Medio Oriente (MERS) de 2012.

El SARS y el MERS aparecieron por transmisión zoonótica relacionada con murciélagos, que infectaron a gatos civetas (SARS) en Guangdong, China, así como camellos en Arabia Saudita(MERS).

En el caso de la COVID-19 se le relaciona con el consumo de carne de murciélagos de herradura en la región de Hubei, China.

20. Características epidemiológicas

Varios estudios hechos en China y Europa durante los meses de febrero y marzo de 2020 arrojaron datos interesantes sobre las características epidemiológicas de este brote de COVID-19.

Se ha determinado que el período de incubación es de 3 a 7 días y la recuperación del paciente puede llevar 14 días en los casos leves y de 3 a 6 semanas en los graves y críticos. Los pacientes muy jóvenes tienden a ser relativamente resistentes a la infección, con apenas un 1% de infectados en edades de 10 a 19 años y un 0,9% de infectados en edades menores a 10 años.

Por el contrario, las personas con edades entre los 30 a 79 años constituyen el grueso de los casos positivos, con un 87% del total de infectados.

Por su parte, las personas entre los 20 a 29 años tienen una tasa de infección del 8%, mientras que en los mayores de 80 años aumenta hasta el 18%.

Además, se determinó que un 1% de los pacientes infectados no mostraron ningún síntoma durante todo el tipo que convalecieron.

Otra característica de la COVID-19 es que a pesar de ser altamente contagioso, el 81% de los infectados solo presentan síntomas leves, como tos seca, fiebre y cansancio general pero no llegan a desarrollar neumonía o en todo caso solo una neumonía leve.

Por su parte, apenas un 14% de los infectados llegan a presentar un cuadro clínico grave, con síntomas de disnea, frecuencia respiratoria mayor o igual a 30 inspiraciones por minuto y saturación de oxígeno en sangre igual o menor al 93%.

También pueden presentar presión parcial de oxígeno arterial a fracción de oxígeno inspirado menor a 300 o infiltrados pulmonares mayores al 50%, todo esto en un lapso de apenas 24 a 48 horas desde la aparición de los primeros síntomas.

Así mismo, los pacientes de COVID-19 que llegan a un estado crítico apenas representan el 5% de los infectados.

Estos pacientes muestran cuadros de insuficiencia respiratoria, shock séptico y / o malfuncionamiento o falla total en múltiples órganos.

En cuanto a la tasa de mortalidad, está muy influenciada por la edad del paciente. La pandemia de COVID-19 ha mostrado una fatalidad del 2,3% en China y de 1,9% en el resto del mundo, pero esta cifra aumenta hasta un 14,8% en el caso de pacientes con edad igual o superior a los 80 años. En el caso de los pacientes con edades entre los 70 a 79 años, la tasa de mortalidad se reduce al 8,0%. Es de destacar además que la probabilidad de muerte entre los pacientes que llegan a estado crítico es de 49.0%.

Adicionalmente, la tasa de fatalidad aumenta considerablemente cuando el paciente sufre una afección comórbida preexistente, sea cual sea su edad. Al respecto, entre los fallecidos por COVID-19 se ha encontrado que el 10,5% sufrían dolencias cardiovasculares, un 7,3% eran diabéticos y 6,3% sufrían de enfermedades pulmonares crónicas. Por su parte los hipertensos representaron un 6% del total de casos fatales y los pacientes oncológicos un 5,6%.

21. Rutas de transmisión más comunes

La Organización Mundial de la Salud (OMS) ha informado que la transmisión más frecuente de la COVID-19 entre personas es a través de las gotículas procedentes de la nariz o boca, que se expelen al respirar, hablar, toser o estornudar.

Las gotículas nasales pueden depositarse sobre personas u objetos en un radio de 1 metro alrededor del paciente infectado. En el caso de las superficies de vidrio, el SARS-CoV-2 puede mantenerse activo hasta por 4 días y hasta 8 horas sobre superficies de metal, tela, látex o cuero.

Según los estudios realizados a pacientes infectados, la forma más probable de ingreso de la COVID-19 al cuerpo humano es a través de los ojos, la nariz y la boca.

La infección a través de los ojos ocurre tanto por contaminación de la conjuntiva ocular con gotículas expelidas por un infectado, como por tocarse con las manos tras haber tenido contacto con una superficie contaminada.

22. Transmisión por gotas aéreas

El 27 de marzo de 2020 la OMS publicó un estudio que reitera que la principal forma de transmisión de la COVID-19 de una persona enferma a una sana es por las gotículas expelidas por nariz y boca y por contacto con superficies contaminadas.

Al respirar o toser, estas gotículas pueden desplazarse a 1 metro de distancia del enfermo, alcanzando las mucosas de nariz y boca, así como la conjuntiva de los ojos de cualquier persona cercana. También pueden caer sobre objetos y superficies cercanos a la persona infectada, donde la COVID-19 puede mantenerse activo desde las 6 horas hasta los 4 días siguientes.

23. Transmisión por contacto directo

Los estudios realizados hasta finales de marzo de 2020 no han encontrado evidencia de que la COVID-19 se transmita por contacto directo de la piel de un infectado a un paciente sano. Además, parece haber un riesgo muy bajo de que el contacto con las heces de una persona infectada favorezca el contagio, incluso aunque el coronavirus SARS-CoV-2 puede estar presente en las mismas. La OMS ha señalado que no se conocen aún casos de transmisión fecal-oral de la COVID-19.

Por lo tanto, la transmisión por gotículas emanadas de nariz y boca y el contacto con objetos y superficies contaminados sigue siendo la principal forma de contagio oficialmente comprobada. Por esta razón, la OMS insiste en la necesidad de que la población se lave las manos con frecuencia y evite tocarse los ojos y nariz.

24. Riesgos para contactos más cercanos

El riesgo de infección por coronavirus COVID-19 está relacionado directamente con el nivel de exposición. Los contactos cercanos de las personas infectadas enfrentan el mayor riesgo de ser contagiadas por exposición al compartir ropa de cama, toallas, platos y cubiertos, mobiliario y otros objetos de uso diario. A esto se une la exposición a las emisiones de gotículas nasales al toser, respirar o estornudar. Esto incluye especialmente familiares, parejas y compañeros de trabajo.

El personal médico que atiende a los pacientes que muestran síntomas de COVID-19 también enfrenta un gran riesgo de contagio, por lo que es obligatorio el uso de trajes protectores, máscaras y guantes debidamente certificados para infecciones de alto riesgo.

El hecho de que un porcentaje de los infectados no presentan síntomas hace más difícil tomar a tiempo medidas que eviten el contagio de sus seres más cercanos.

Además, los estudios realizados a la fecha no han aclarado en qué momento una persona infectada de COVID-19 se convierte en foco de infección para otros.

Por tal razón, la OMS recomienda poner bajo observación inmediata a los familiares de cualquier persona que muestre síntomas de SARS-CoV-2, incluso antes que se reciban los resultados de sus análisis.

En el caso de aquellos que fueron dados de alta y vuelven a mostrar síntomas, es necesario aislarlos de inmediato antes que puedan volver contagiosos nuevamente.

25. Observación médica a contactos por 14 días

Las personas cercanas a los pacientes confirmados de COVID-19 deben mantenerse bajo observación médica durante 14 días, tiempo máximo que tardan los síntomas en manifestarse. Sin embargo, la ausencia de síntomas no exime la necesidad de hacer pruebas de laboratorio, pues muchas personas enfermas pueden ser asintomáticas.

La observación médica debe hacerse preferiblemente en situación de cuarentena, ya sea en el hogar del paciente o en un centro médico debidamente preparado para recibir a este tipo de pacientes.

26. Corte de la cadena de transmisión

El aislamiento social es determinante para cortar la cadena de transmisión de la COVID-19, pues permite mantener a los individuos sanos lejos de las emisiones de secreciones respiratorias de los pacientes infectados.

También es importante la desinfección de superficies y objetos cercanos a los enfermos de COVID-19.

Siguiendo el ejemplo de las autoridades chinas, la OMS recomienda la desinfección de espacios públicos, calles y avenidas, así como el mobiliario y objetos de uso diario usando desinfectantes a base de cloro, alcohol al 75% y otros solventes lipídicos.

También se pueden desinfectar posibles objetos contaminados irradiándolos con luz ultravioleta y calor mayor a 56º C durante al menos 30 minutos. Además, es importante cumplir con medidas de higiene individual y colectiva para reducir la posibilidad de contagio.

La primera es lavarse las manos varias veces al día con agua y jabón o aplicar un gel a base de alcohol. Se debe mantener una distancia de 1 metro como mínimo entre persona y persona, especialmente si la otra tiene tos o estornuda frecuentemente. También se debe evitar tocar los ojos, la nariz y la boca, particularmente después de haber tocado objetos o superficies en la calle.

Al estornudar o toser se debe tapar la boca y nariz con la parte interna del codo y no con las manos. Lo ideal es usar un pañuelo desechable que debe ser eliminado de inmediato. Ante cualquier síntoma de fiebre, tos y dificultad para respirar lo mejor es quedarse en casa e informar a los números de emergencia si estos síntomas se agravan. Se deben seguir las indicaciones e información actualizada que ofrecen las autoridades sanitarias locales o nacionales, tanto sobre el avance de la COVID-19 como sobre lo que se debe hacer para protegerse de este.

27. Grupos de riesgo más susceptibles al contagio

El personal sanitario es el grupo que mayor riesgo enfrenta de contagiarse por COVID-19, en vista que ocupa el primer nivel de atención de casos sospechosos.

Además, laboran en espacios donde la acumulación de pacientes infectados hace más factible que haya superficies y objetos contaminados. Por ejemplo, en marzo de 2020 el gobierno de España contabilizaba 5.600 médicos y trabajadores sanitarios contagiados de COVID-19.

En segundo lugar se encuentran las personas que laboran en empresas que atienden grandes cantidades de público, como empleados de tiendas, supermercado, cines y sitios de recreación colectiva.

Por su parte, investigadores del Centro de Medicina Basada en la Evidencia y del Hospital Zhongnan de la Universidad de Wuhan encontraron que entre los pacientes fallecidos por COVID-19, un 42% tenía sangre tipo A.

A su vez, encontraron que solo un 25% de los fallecidos tenían sangre tipo O, lo que sugiere una relación entre el tipo sanguíneo y la vulnerabilidad al contagio de la persona.

La edad también influye en la vulnerabilidad al contagio. Los infantes y niños menores de 10 años parecen ser muy resistentes al contagio, mientras que los adultos mayores de 60 años son altamente vulnerables.

No obstante, esta enfermedad puede atacar a cualquier persona y dadas las condiciones de cada quien, puede resultar fatal.

Parte IV. Casos, clínica y posibles complicaciones

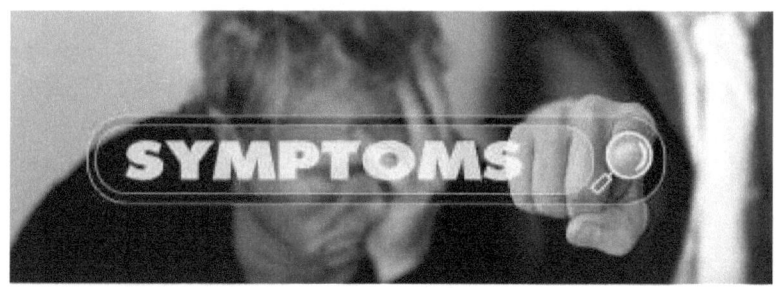

28. Casos subclínicos

Los casos subclínicos de COVID-19 se refieren a los pacientes que han sido infectados con el coronavirus SARS-CoV-2 pero aún no muestran síntomas. Este grupo es objeto de especial atención por parte de los investigadores, pues se desconoce aún en qué momento desde el contagio inicial, un paciente infectado asintomático se puede volver contagioso.

El virus SARS-CoV-2 tiene un periodo medio de incubación de 5 días, pero menos del 2,5% de las personas mostrarán algún síntoma antes de las primeras 60 horas a partir del momento de haber sido expuestas.

En la gran mayoría de casos, los síntomas de COVID-19 aparecen entre los 12 a 14 días después del contagio inicial y en algunos casos nunca habrá síntomas, aunque la persona tenga una alta carga viral en la sangre. También hay la posibilidad de que los síntomas aparezcan después del período de cuarentena de 2 semanas que se aplica a la mayoría de casos sospechosos.

Esto representa un gran desafío para los responsables de controlar la pandemia de COVID-19, como lo señala un estudio publicado en la revista Annals of Internal Medicine. Según el ensayo, 101 de cada 10.000 casos solo mostrarán síntomas después de salir de la vigilancia activa de 14 días.

29. Casos sospechosos

Al arreciar el brote inicial de COVID-19 en la ciudad de Wuhan, China, en enero de 2020, el Hospital Zhongnan de esa ciudad recomendó calificar como "caso sospechoso" a todo individuo que hubiera visitado esa ciudad en fecha posterior al 15 de diciembre de 2019. Sin embargo, en pocas semanas el brote se extendió por toda China y de allí al resto del mundo.

Por lo tanto, pasó a considerarse como "caso sospechoso" a cualquiera que hubiera viajado a una zona donde se hayan reportado casos de COVID-19 o que haya tenido contacto directo con alguien proveniente de la misma.

Posteriormente, ante el aumento de contagios comunitarios en gran cantidad de países, esta calificación se empezó a aplicar a toda persona que presentara uno o más de los síntomas iniciales de COVID-19, como son fiebre, cansancio físico, tos seca y dolor de garganta.

30. Casos confirmados

El 3 de abril de 2020, solo mes y medio después de declarar la pandemia de COVID-19, la OMS informó que la cifra de contagiados por este virus en el mundo era de 971.591 personas.

Además, la cifra de muertes llegó ese día a 75.853 y el número de pacientes recuperados ascendió a 50.311. Estas cifras correspondían a la información suministrada por los entes rectores de salud de las diferentes naciones, pero no necesariamente era el número real de personas infectadas.

El principal problema para obtener cifras fidedignas de contagios, muertes y recuperaciones es que muchos países no poseen sistemas de detección temprana de la COVID-19 que se puedan aplicar al 100 % de la población.

A esto se suma que en cada país se aplican criterios diferentes para medir los índices de fallecimientos por enfermedades. Por ejemplo, el gobierno de China fue acusado en su momento de ocultar la cifra real de infectados y fallecidos en el brote inicial en la ciudad de Wuhan.

En Alemania y países nórdicos, por ejemplo, muchas muertes iniciales por COVID-19 fueron registradas como ocasionadas por otras dolencias subyacentes como enfermedades coronarias, insuficiencia respiratoria aguda, neumonía, septicemia y falla renal. Esto fue particularmente evidente en el caso de los adultos mayores.

Otro caso fue el de Ecuador, donde se reportó un notable aumento de muertes de adultos mayores en la región de Guayas. Estos fallecían en sus hogares tras presentar síntomas respiratorios evidentes y sin recibir auxilio de los entes de salud ni ser examinados posteriormente para verificar si la causa de muerte fue el SARS-CoV-2.

Si bien Ecuador reportaba oficialmente para ese momento un total de 120 víctimas por COVID-19, las estimaciones de los gremios médicos ecuatorianos es que la cifra real se acercaba a las 450 muertes.

Esto llevó a la OMS a solicitar a los gobiernos un seguimiento más estricto de los casos sospechosos y la aplicación de políticas que garanticen la atención de la población, especialmente en los sectores sociales más vulnerables.

31. Síntomas más comunes de la enfermedad

La enfermedad COVID-19 tiene síntomas relativamente leves en comparación a la Influenza, el SARS y el MERS. Incluso, en muchos casos no se manifiesta síntoma alguno.

Las personas infectadas manifiestan los primeros síntomas entre los 2 a 5 días siguientes a la exposición y en algunos casos a los 14 días o más.

Según estadísticas levantadas en China durante el mes de febrero de 2020 en base al análisis de 55.924 casos confirmados de COVID-19, los síntomas más comunes y el porcentaje con el que se manifiestan son:

Fiebre recurrente igual o superior a 38°C (87,9% de los casos)

Tos seca (67,7%)

Cansancio físico o fatiga (38,1%)

Por su parte, en los casos moderados a severos se observan síntomas como:

Disnea o dificultad para respirar (18,6%)

Dolor muscular y de articulaciones (14,8%)

Dolor de garganta (13,9%)

Dolor de cabeza (13,6%)

Escalofríos (11,4%)

En algunos casos se presentan vómitos (5%) y diarrea (3,7%) incluso antes que aparezcan los síntomas anteriores.

Un síntoma reportado con frecuencia, incluso en pacientes asintomáticos, es la pérdida repentina de los sentidos del gusto y el olfato.

32. Signos clínicos a buscar

Al evaluar a una persona sospechosa de estar infectada de COVID-19, se debe buscar la presencia de signos clínicos como fiebre recurrente o persistente igual o mayor a 38°C, fatiga permanente, recuento bajo de leucocitos y nivel bajo de células T (linfopenia).

También es importante evaluar la presencia de neumonía o alguna forma de disnea provocada por la acumulación de esputo en los pulmones.

33. Pruebas importantes de laboratorio

Además de la identificación temprana de síntomas en personas sospechosas de tener COVID-19, hay varias pruebas recomendadas por la OMS y centros de investigación de China y Europa.

Una de estas es la prueba de sangre para determinar si han bajado los niveles de leucocitos y células T en la sangre, pues se ha encontrado que a diferencia de otras infecciones, la COVID-19 provoca una pérdida de la capacidad de respuesta del sistema inmunológico.

Son importantes también los exámenes radiológicos de los pulmones del paciente, para determinar la presencia de neumonía y/o obstrucción de los bronquios por acumulación excesiva de esputo.

La OMS ha emitido algunos protocolos para el diagnóstico rápido de COVID-19. Uno de ellos, aplicado en Japón, es la prueba en tiempo real de Retrotranscripción y Reacción en Cadena de Polimerasa Cuantitativa (RT-PCR). Esta prueba se realiza sobre muestras tomadas de las vías respiratorias superiores o de la sangre del paciente y puede dar un resultado en pocas horas.

Otro examen rápido para detectar la COVID-19 se basa en la detección de anticuerpos IgG e IgM contra el SARS-CoV-2 presentes en muestras de sangre, plasma sanguíneo o suero.

Este método fue desarrollado en China y puede dar resultados en solo 15 minutos.

El 14 de marzo de 2020 el presidente de Estados Unidos, Donald Trump, anunció que la empresa Roche había desarrollado un nuevo sistema de análisis basado en la detección cualitativa del SARS-CoV-2 en muestras tomadas de la mucosa nasofaríngea y orofaríngea de pacientes sospechosos. Esta prueba, según se informó, puede dar un resultado definitivo en solo 3 horas y media.

34. Radiografías y tomografía de tórax

Las radiografías y tomografías de tórax son herramientas determinantes para el diagnóstico precoz de COVID-19 en pacientes afectados por neumonía y otros síntomas sospechosos de contagio por SARS-CoV-2.

El 12 de marzo de 2020 la Sociedad Radiológica de Norteamérica divulgó las primeras imágenes de un estudio de rayos X realizado a los pulmones de una víctima mortal de COVID-19.

Las imágenes mostraban los pulmones de la víctima, un hombre de 44 años, llenos de material mucoso en un 70 por ciento.

Destacaba la presencia de grandes manchas blancas denominadas "opacidades de vidrio esmerilado", que cubrían la zona inferior de ambos pulmones. Estas opacidades se asemejan a lo visto en pacientes de SARS-CoV y MERS-CoV que desarrollaron cuadros graves de neumonía.

Por su parte, las tomografías computarizadas hechas a otros pacientes fallecidos por COVID-19 mostraron que esta enfermedad provoca un llenado parcial de los alvéolos y bronquios con gran cantidad de flema, provocando una insuficiencia respiratoria severa.

La econosografía también ha resultado muy valiosa en la evaluación pulmonar de pacientes en centros de salud donde no se cuenta con suficientes equipos de tomografía computarizada o rayos X.

Actualmente, y gracias a que ya hay pruebas rápidas para confirmar la presencia de COVID-19, estas técnicas radiológicas y de ultrasonido se usan principalmente en la evaluación clínica del daño sufrido por los pulmones de los pacientes.

35. Complicaciones leves

La enfermedad COVID-19 se relaciona con infecciones graves en los pulmones, que pueden afectar a cualquier paciente, sin importar su edad o condiciones físicas previas.

Sin embargo, más del 80% de los pacientes solo sufren síntomas leves o moderados.

Las complicaciones más comunes se relacionan con la afectación en el funcionamiento de los pulmones debido a neumonía leve.

Además, se reduce el flujo de aire debido a la presencia de flema en los bronquios y bronquiolos, lo que reduce el nivel de oxigenación de la sangre.

En los casos leves, las complicaciones de la COVID-19 son:

Dificultad para respirar y/o falta de aliento

Dolor en el tórax y sensación constante de presión en el pecho

Confusión mental y/o dificultades para despertarse del sueño

Aparición de un tono azulado en uñas, labios y rostro

En términos generales, en la mayoría de casos las complicaciones de la COVID-19 son las mismas de la gripe o influenza y las personas recuperadas de la infección no presentan secuelas mayores.

36. Complicaciones graves

En el caso de las personas mayores de 60 años, la COVID-19 puede provocar complicaciones graves que pueden llevar a la muerte.

Esto también ocurre con pacientes de cualquier edad que presenten condiciones subyacentes previas como hipertensión arterial, diabetes, enfermedad renal crónica, cáncer y enfermedad respiratoria crónica, entre otras.

Las personas en tratamiento por cáncer y los que presentan Síndrome de Inmunodeficiencia Adquirida (SIDA) son especialmente susceptibles a desarrollar complicaciones graves debido a que sus sistemas inmunológicos están debilitados.

Como ha referido la OMS, un 15% de las personas infectadas por COVID-19 presentarán un cuadro grave, mientras que un 5% desarrollarán complicaciones críticas que obligarán a ponerlos en terapia intensiva. De este grupo, poco más del 50% puede llegar a morir por los daños sistémicos producidos por esta enfermedad.

Algunas de las complicaciones graves de los pacientes de COVID-19 son:

Neumonía pulmonar bilateral de distinto grado, con presencia de opacidad de vidrio esmerilado en las imágenes de rayos X y tomografías.

Síndrome de Insuficiencia Respiratoria Aguda por la obstrucción de las vías respiratorias debido a la producción de abundante flema espesa y la inflamación de la membrana pleural.

Insuficiencia o falla en el funcionamiento de uno o más órganos, como riñones, hígado, cerebro y corazón.

Otra posible complicación grave de la COVID-19 es la aparición de un cuadro de neumonía bacteriana, promovida por la baja en las defensas del cuerpo debido a la acción del coronavirus SARS-CoV-2 sobre el sistema inmunológico.

En casos muy graves puede presentarse un choque séptico debido a la falla en el funcionamiento de órganos principales combinado con infecciones secundarias en pulmones e intestinos. Este choque séptico puede presentarse simultáneamente al Síndrome de Insuficiencia Respiratoria Aguda, lo que coloca al paciente en una situación de extremo peligro.

37. Otras complicaciones

Algunas complicaciones poco frecuentes de la COVID-19 son la aparición de hemoptisis, o presencia de sangre en el esputo pulmonar. Ésta complicación solo se ha registrado en el 0,9% de los pacientes, pero en su mayor parte la sangre proviene de la zona faríngea, severamente irritada por la tos.

Otras complicaciones menores son la diarrea, que se presenta en el 3,7% de los infectados, así como los vómitos, que afectan a un 5% de los pacientes. Estas complicaciones, aunque no son mortales, pueden afectar el estado de ánimo del paciente y provocar un cuadro de deshidratación y desnutrición moderado a severo si no se trata a tiempo.

En un 0,8% de los casos también se puede presentar un fuerte cuadro de irritación ocular, sobre todo en las etapas tempranas de la enfermedad. Este síntoma suele acompañar a la congestión nasal y dolor de garganta que afectan a muchos pacientes.

Parte V. Neumonía adquirida en la comunidad

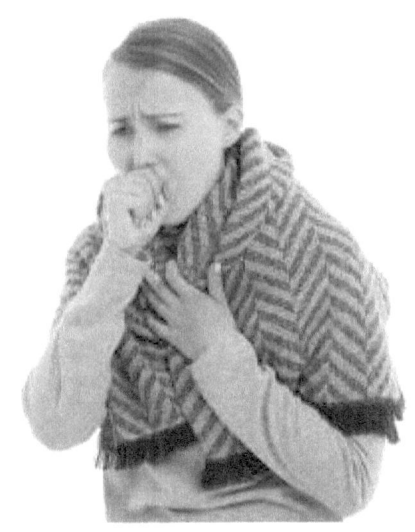

La neumonía puede ser ocasionada por varios tipos de gérmenes, pero los más frecuentes son los virus, hongos y bacterias presentes en el aire.

Desde el punto de vista clínico, las neumonías se clasifican en base al tipo de agente patógeno que las ocasiona.

38. Conceptos

La neumonía es un cuadro del sistema respiratorio caracterizado por la presencia de una inflamación de los sacos aéreos de uno o ambos pulmones, provocados por una infección o la acción de un agente externo. Estos sacos aéreos, o alvéolos, pueden verse llenos de líquido o de material purulento a consecuencia de la respuesta inflamatoria del organismo y la activación de las células responsables de combatir al patógeno.

La neumonía suele ir acompañada de síntomas como dolor y dificultad para respirar, fiebre, escalofríos y tos acompañada de abundante flema. La neumonía se clasifica según la causa, que puede ser un agente bacteriano, un virus, hongos o por el ingreso de una sustancia o cuerpo extraño a los pulmones.

Aunque es frecuente que los pacientes hospitalarios desarrollen neumonía como consecuencia de sus cuadros clínicos, la mayoría de los casos reportados en el mundo corresponden a neumonías adquiridas en la comunidad.

Estas por definición son aquellas infecciones respiratorias que se adquieren en el medio ambiente donde habita y trabaja el paciente.

39. Diferencia con la neumonía nosocomial

Es importante diferenciar la neumonía adquirida en la comunidad de la neumonía nosocomial. El contagio que provoca la neumonía nosocomial (NN) ocurre durante la estancia en un centro de saludo u hospital y se manifiesta entre 48 a 72 horas después de haber sido dado de alta el paciente.

El principal peligro de la neumonía nosocomial es que sea producido por la acción de cepas bacterianas que han desarrollado resistencia a la mayoría de antibióticos al pasar de un individuo enfermo a otro en un ciclo repetido numerosas veces.

Aquellas personas que sufren afectación de su sistema inmunológico por enfermedad, lesión o medicamentos y que reciben respiración asistida por largos períodos de tiempo son más propensas a contraer neumonía nosocomial. También es válida esta condición para los pacientes sometidos a diálisis, así como al personal sanitario que pasa largas horas en estos centros de salud.

Por su parte la neumonía adquirida en la comunidad suele deberse a la acción de bacterias o virus presentes en el medio ambiente, que no siempre han desarrollado resistencia a los antibióticos modernos. La aparición del brote suele estar relacionado al contagio previo de gripe o influenza entre personas sanas y enfermas que comparten el mismo entorno.

40. Criterios diagnósticos

El diagnóstico de neumonía se basa principalmente en la presencia de síntomas como fiebre alta, tos y dolor torácico o dolor pleurítico.

En las imágenes de rayos X se apreciarán grandes manchas blancas en los lóbulos de uno o ambos pulmones, así como posibles señales de derrame pleural. También se puede determinar un cuadro de neumonía por los valores de oxígeno en sangre y de leucocitos.

En los casos en que se sospeche una neumonía bacteriana, se pueden hacer cultivos de esputo o moco para identificar el agente patógeno y determinar el antibiótico a utilizar. Hoy en día existen pruebas de orina para detectar antígeno de neumococo y legionella.

En casos graves se puede realizar una punción pulmonar para librar líquido acumulado en la pared pleural y tomar muestras, así como realizar una broncospia para tomar muestras del moco de las vías respiratorias inferiores.

41. Bacterias patógenas causales

En Estados Unidos la causa más frecuente de neumonía adquirida en la comunidad es el contagio con la bacteria *Streptococcus pneumoniae.*

Este tipo de infección suele presentarse en pacientes que acaban de tener un resfrío o gripe de cierta gravedad, pues su sistema inmunológico se encuentra temporalmente debilitado. Sin embargo, también puede presentarse sin haber ocurrido una condición respiratoria previa.

La neumonía bacteriana puede afectar uno o ambos pulmones. Además puede presentarse solo en un lóbulo del pulmón o en todo el órgano.

Los pacientes de VIH/SIDA suelen contraer neumonía por la acción de la bacteria *Pneumocystis*.

Un segundo tipo de neumonía bacteriana es la causada por el *Mycoplasma pneumoniae*. A este cuadro médico se le suele denominar neumonía errante, pues sus síntomas son más leves que los producidos por infección de *Streptococcus pneumoniae*.

Debido a esto, muchos pacientes no requieren reposo ni atención hospitalaria y se pueden recuperar en pocos días. Aunque no son bacterias, los hongos constituyen una de las causas de origen patógeno más frecuentes de la neumonía.

Estos hongos están presentes en los suelos de jardines y campos, o en áreas donde se depositan grandes cantidades de heces de aves. Son más abundantes en regiones de clima cálido y húmedo. Mientras más cantidad de hongos aspire la persona en estos ambientes, mayor será la probabilidad de desarrollar una neumonía.

42. Factores de riesgo y prevención

Las neumonías pueden atacar a cualquier individuo, sin importar su edad o sexo. Sin embargo, los niños menores de 2 años de edad y los adultos mayores de 65 años son los grupos sociales más propensos a sufrir esta condición. Además de la edad, existen factores de riesgo que pueden aumentar la posibilidad de sufrir una neumonía.

Entre estos destacan los siguientes:

Sufrir una enfermedad pulmonar obstructiva crónica (EPOC) o asma.

Sufrir una enfermedad cardíaca.

Estar hospitalizado por largo tiempo en una unidad de cuidados intensivos, particularmente si se está recibiendo respiración asistida por ventilador.

Ser fumador crónico o estar expuesto al humo de cigarrillo durante muchas horas al día (fumador pasivo).

Sufrir una enfermedad autoinmune o que debilite el sistema inmunológico.

Las personas afectadas por fibrosis quística pueden desarrollar neumonía con frecuencia debido a la acumulación continua de líquido en sus pulmones, que entre otras cosas, favorece el cultivo de bacterias que ingresan por las vías aéreas superiores.

También son particularmente vulnerables a la neumonía las personas afectadas por VIH/SIDA, así como los pacientes de trasplante de pulmón, riñones o hígado, que tienen sistemas inmunológicos débiles por causa de enfermedad y consumo de medicamentos antirechazo, respectivamente.

También se consideran como de alto riesgo ante la neumonía los pacientes de cáncer bajo tratamiento de radioterapia y quimioterapia, así como los que sufren enfermedades inflamatorias que requieren el uso de esteroides por un largo período de tiempo.

El hábito de fumar es un factor que favorece la aparición de neumonías recursivas, pues los químicos presentes en el cigarrillo dañan el epitelio pulmonar, donde se ubican las barbas o cilios que barren las partículas de polvo y células muertas fuera de los pulmones.

La mejor prevención que se puede realizar ante las neumonías es la misma que se aplica para cualquier otra enfermedad transmitida por bacterias o virus. Esto incluye el lavado de manos varias veces al día con agua y jabón o con una solución a base de alcohol.

Esto se debe hacer especialmente si se tiene contacto con superficies tocadas por gran cantidad de personas, como las mesas de restaurantes, barras, puertas, etcétera.

También se debe evitar saludar con apretón de manos a personas que muestren síntomas de resfriado o tos intensa. En este caso, conviene mantener una distancia mínima de un metro con la persona que muestre síntomas respiratorios, por leves que sean.

43. Las neumonías virales

Algunos de los virus responsables de la gripe pueden causar neumonía, sobre todo en niños menores de 5 años y adultos mayores de 65 años. Esto ocurre porque sus organismos tienen una menor capacidad para combatir la acción de los virus, lo que aumenta la posibilidad de que afecten los pulmones.

La neumonía viral puede ser causada por uno de los siguientes virus:

Virus de la Influenza

Virus de la Parainfluenza

Virus Sincitial Respiratorio (VSR)

Adenovirus

Virus del Sarampión

Además, los pacientes que con mayor frecuencia desarrollan neumonía viral son:

Bebés prematuros

Infantes menores de 10 años con problemas pulmonares o del corazón

Personas infectadas con VIH/SIDA

Pacientes oncológicos bajo tratamiento de quimioterapia, radioterapia o medicamentos que afectan el sistema inmunológico.

Personas que han pasado por un trasplante de órganos y toman medicamentos contra el rechazo.

En términos generales, las neumonías ocasionadas por virus tienen síntomas entre leves a moderados y solo en ciertos casos derivan en casos graves que ponen en peligro la vida del paciente.

44. Neumonías por COVID-19

A pesar de tener una capacidad de contagio mucho mayor que otras enfermedades causadas por coronavirus, la enfermedad COVID-19 suele presentar síntomas leves. En la mayoría de casos los infectados solo presentan tos seca, dolor de garganta, dificultad para respirar y fiebre de 38°C.

Solo en casos moderados o graves se desarrolla un cuadro de neumonía. En estos casos, las posibilidades de muerte aumentan considerablemente si se trata de un paciente de edad avanzada o que sufre otra enfermedad subyacente.

La neumonía por COVID-19 se caracteriza por una excesiva acumulación de fluido y flema en los pulmones, que prácticamente reduce a menos de un 30% su capacidad para oxigenar la sangre.

Las imágenes de rayos X y tomografías computarizadas de pacientes de COVID-19 con cuadros de neumonía muestran grandes áreas opacas denominadas "opacidad de vidrio esmerilado", que indican una severa obstrucción de alvéolos, bronquiolos y bronquios.

45. Diferencias con otras neumonías

La neumonía provocada por la enfermedad COVID-19 representa un grave riesgo para la vida del paciente si no es tratada a tiempo. Más del 50% de las muertes registradas en la ciudad china de Wuhan durante los primeros 60 días del brote de COVID-19 correspondieron a adultos mayores que desarrollaron cuadros severos de neumonía.

Por su parte, las personas que no sufrieron neumonía se recuperaron en unas dos semanas en casi un 80% de los casos y no se apreciaron secuelas mayores. Esto contrasta con otras neumonías provocadas por coronavirus como el MERS-CoV de 2012 y el SARS-CoV del año 2002, donde hubo una menor tasa de infección pero una mortalidad mucho mayor.

En ambos brotes, un 75% de los infectados desarrollaron cuadros de neumonía viral y las personas recuperadas sufrieron secuelas que incluyeron la pérdida permanente de hasta un 30% de su capacidad respiratoria por el daño en sus tejidos pulmonares.

46. Síndrome respiratorio agudo severo

El síndrome respiratorio agudo severo (SARS) es una enfermedad del aparato respiratorio provocado por el coronavirus SARS-CoV-2, así como por otras enfermedades infecciosas o no.

Al ser la complicación final de la enfermedad COVID-19 es contagiosa que puede llegar a ser mortal. Fue descrita recientemente en China en el año 2002 y se diseminó por varios países a través de viajeros infectados, en el brote de epidemia por el SARS-CoV-1.

Esta enfermedad tiene síntomas similares a la gripe, que incluyen tos seca, dificultad para respirar, fiebre de 38°C y escalofríos, dolores musculares, dolor de cabeza y en ocasiones vómitos y diarrea.

Gracias al esfuerzo internacional, se pudo contener el brote y desde 2004 no se han registrado nuevos casos de SARS por SARS-Cov-1 en el mundo.

47. Sepsis respiratoria y Shock séptico

Los pacientes afectados por neumonías, como en el caso de la COVID-19, SARS y MERS, pueden desarrollar un proceso infeccioso severo que a su vez provoca una reacción defensiva extrema del organismo.

Se aumenta la producción de leucocitos y flema para tratar de expulsar los agentes infecciosos de los pulmones y estos se llenan de líquido como respuesta alérgica a la infección.

Estas condiciones pueden favorecer el desarrollo de sepsis respiratoria, por la proliferación de bacterias oportunistas en el medio húmedo y caliente de los pulmones. A su vez, la infección puede pasar a la sangre del paciente y afectar órganos como corazón, hígado, intestino y riñones.

El organismo entra en un estado de shock séptico por la acumulación de toxinas producidas por las bacterias y virus, así como por la falla en riñones e hígado, responsables de filtrar la sangre.

48. Complicaciones extra respiratorias

Las personas afectadas por neumonía pueden desarrollar complicaciones que afectan el funcionamiento de otros órganos diferentes a los pulmones.

La más frecuente en las neumonías graves es la bacteriemia, que ocurre cuando las bacterias que infectan los pulmones pasan al flujo sanguíneo y se propagan a otros órganos.

La bacteriemia puede provocar un cuadro de insuficiencia orgánica y una septicemia que puede ser mortal en niños y adultos mayores.

49. Falla de múltiples órganos

Como se mencionó anteriormente, la neumonía en su etapa más grave puede derivar en una bacteriemia, que es la extensión de la infección pulmonar a la sangre y de allí a los órganos como hígado, corazón, cerebro, riñones e intestino.

Una infección descontrolada puede provocar la falla de uno o más de estos órganos, lo que a su vez aumenta la acumulación de toxinas y residuos metabólicos en el organismo. La falla renal es una de las primeras consecuencias las neumonías graves, seguida de la falla hepática.

A esto se suma que muchos antibióticos usados en el combate de la neumonía bacteriana pueden tener efectos dañinos sobre hígado y riñones y contribuir a su falla a corto y mediano plazo.

50. Alta médica por Neumonía

Los pacientes con neumonía son dados de alta cuando cesa el proceso inflamatorio de los pulmones y los exámenes clínicos indican que la infección ha cedido tras el tratamiento con antibióticos y el reposo.

Sin embargo, esto no significa que el paciente quedará totalmente sano, pues hay varios síntomas y secuelas que requieren más tiempo para desaparecer.

La tos asociada a la neumonía suele tardar entre 1 a 2 semanas en mejorar totalmente. El apetito y el sueño pueden verse afectados hasta por 1 semana después de haber cedido el cuadro de neumonía.

A esto se suma que los dolores musculares y sensación de cansancio físico pueden perdurar hasta por un mes desde que se da de alta al paciente de neumonía.

En la mayoría de casos los médicos darán reposo de 30 días a los pacientes para favorecer su recuperación total de un cuadro de este tipo.

Parte VI. Alto riesgo de mortalidad

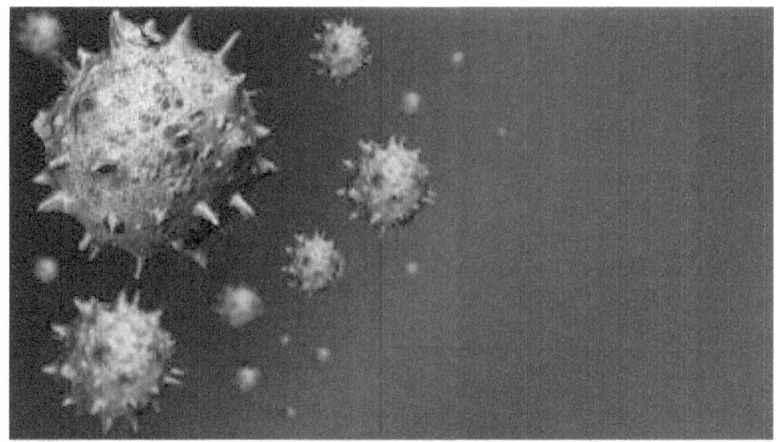

51. Enfermedades cardiovasculares

Un estudio publicado por el Colegio Americano de Cardiología señaló que los pacientes con enfermedades cardiovasculares que contraen COVID-19 tienen una tasa de mortalidad del 10,5%. Esto se corresponde con observaciones hechas en brotes anteriores de enfermedades por coronavirus, donde se encontró que los pacientes más graves solían tener también lesiones o problemas cardiovasculares.

Además, pacientes sin problemas cardíacos previos desarrollaron este tipo de dolencia cuando sus síntomas llegaron a nivel crítico, en el que necesitaron cuidados intensivos.

Entre las complicaciones que pueden afectar a los pacientes graves de COVID-19 destacan las arritmias, síndromes coronarios agudos y la aparición o exacerbación de insuficiencia cardíaca.

La COVID-19 genera un proceso de vasculitis, o inflamación de los vasos sanguíneos, así como una inflamación de la capa media del músculo cardíaco, denominada miocarditis.

Los datos obtenidos de los casos clínicos de COVID-19 en Wuhan, China, así como en Estados Unidos señalan que las personas mayores de 65 años con hipertensión o enfermedad coronaria tienen mayor posibilidad de contraer la enfermedad por SARS-CoV-2 y desarrollar cuadros graves.

Estudios realizados a nivel mundial indican una relación entre los niveles de Troponina T (TnT) y la tasa de mortalidad de los pacientes cardíacos contagiados con COVID-19. A mayor nivel de TnT, mayor probabilidad existe de desarrollar un cuadro crítico e incluso morir por COVID-19.

52. Personas mayores

La tasa de mortalidad de la COVID-19 es relativamente baja en comparación con otras enfermedades anteriores por coronavirus como el SARS (2002) y el MERS (2012).

A nivel mundial, hasta marzo de 2020 solo un 0,66 por ciento de los infectados entre 20 y 40 años fallecía por complicaciones derivadas de la COVID-19. Sin embargo, ya en China se había detectado que este porcentaje aumentaba dramáticamente en el rango de 70 a 78 años de edad, donde la mortalidad subía al 8%.

A su vez, entre los pacientes con edad mayor a 80 años, la tasa de mortalidad subía hasta el 14,8%.

Además, se encontró que la mitad de los casos fatales correspondía a adultos mayores de 60 años, muchos de los cuales padecían otras condiciones previas como diabetes, hipertensión, cáncer o deficiencias renales o hepáticas.

Estudios hechos en el marco del avance de la pandemia en Europa y Estados Unidos confirmaron que los adultos mayores son más susceptibles a desarrollar síntomas graves o morir.

53. Fumadores

Estudios preliminares indican que los fumadores activos y pasivos tienen mayor riesgo de sufrir complicaciones si se contagian con COVID-19 que otros pacientes respiratorios, como los asmáticos.

Especialistas de todo el mundo concuerdan en que el tabaco produce una reacción en el tejido pulmonar que favorece el mecanismo de unión del coronavirus SARS-CoV-2 con las células de los pulmones y por lo tanto aumenta la velocidad del contagio.

Cinco ensayos realizados por universidades chinas durante enero y febrero de 2020 encontraron que, al igual que con la gripe o influenza, los fumadores tienen el doble de posibilidades de contagiarse con COVID-19 que una persona no fumadora de la misma edad.

Una razón es que el tabaquismo provoca un daño permanente en el epitelio pulmonar, responsable de proteger a los pulmones contra infecciones, así como de expulsar el polvo, bacterias y células muertas.

Además, se ha descubierto que el coronavirus SARS-CoV-2 sobrevive hasta 3 horas en superficies como el cobre y cartón, así como suspendido en las microgotas de los aerosoles y en el humo del tabaco y de los nuevos cigarrillos electrónicos.

Esto implica que un fumador contagiado con COVID-19 puede infectar a cualquier persona cercana que aspire el humo expirado, el cual portará el virus activo.

El análisis estadístico a miles de afectados por COVID-19 en Wuhan y otras ciudades chinas indicó que los pacientes fumadores desarrollaron síntomas severos a graves con más frecuencia que los no fumadores.

Además, los fumadores también fueron el grupo que más requirió respiración asistida y cuidados intensivos en los casos graves, con un 16,9% de los casos, contra un 7,6% que eran ex fumadores y un 5,2% que nunca consumieron tabaco.

A esto se agrega que los fumadores representaron un 25,8% de los fallecidos contra un 11,8% en el caso de los no fumadores.

54. Alcoholismo

La adicción al alcohol tiene consecuencias en el sistema inmunológico, que expone a la persona a una mayor tasa de infecciones por virus como el nuevo COVID-19.

Adicionalmente, el alcohol anula el efecto de la mayoría de antibióticos y medicamentos antivirales usados en el tratamiento de las neumonías e infecciones secundarias provocadas por la COVID-19.

En algunos casos, el alcohol aumenta la toxicidad y efectos secundarios de ciertos medicamentos, lo que puede afectar el funcionamiento de riñones e hígado.

A esto se agrega que una parte del alcohol que ingresa al cuerpo es expulsado a través de la respiración, irritando el tejido pulmonar.

55. Asma bronquial

El asma es un proceso inflamatorio del sistema respiratorio producido por una respuesta inmunológica del organismo ante factores tanto físicos como emocionales.

El asma bronquial es considerada como una condición que eleva considerablemente el riesgo de contraer COVID-19 y desarrollar síntomas graves. En los asmáticos crónicos, las células inflamatorias pueden causar daño agudo a los pulmones.

En los infectados por COVID-19, el virus provoca una tos seca y dificultad para respirar debido a que se genera una mayor cantidad de flema o moco y se acumula líquido en los pulmones.

Esto puede representar un grave riesgo para los pacientes asmáticos, que pueden desarrollar un proceso inflamatorio agudo y requerir cuidados intensivos, respiración asistida o incluso morir por falla total del sistema respiratorio.

56. Enfermedad pulmonar crónica

Los pacientes afectados por enfermedades del sistema respiratorio como la Enfermedad Pulmonar Obstructiva Crónica (EPOC), la Fibrosis Pulmonar Idiopática (FPI) y el asma pueden presentan varios síntomas muy similares a los de la enfermedad COVID-19.

Estos síntomas incluyen disnea, tos seca y malestar general. En muchos casos estos pacientes no buscan atención médica al contagiarse de COVID-19 porque creen que sus síntomas corresponden a sus afecciones pulmonares previas.

Las personas con enfermedad pulmonar crónica enfrentan un grave riesgo si contraen COVID-19, pues esta enfermedad puede provocar neumonías moderadas a graves.

Además, la COVID-19 provoca lesiones difusas severas por todo el pulmón, lo que reduce aún más el nivel de oxígeno en sangre en personas afectadas por enfermedades pulmonares subyacentes.

Los pacientes con neumonías graves por COVID-19 que logran recuperarse, pueden presentar un daño pulmonar permanente que reduce hasta en un 30% su capacidad respiratoria.

Esto es grave en un individuo previamente sano y en buenas condiciones físicas, pero mucho más en el caso de quienes ya sufrían una disminución de su capacidad respiratoria por otras enfermedades pulmonares crónicas.

57. Diabetes mellitus

Las personas mayores de 60 años, así como aquellas que presentan condiciones previas como asma, diabetes mellitus y problemas cardíacos, representan el grupo de mayor riesgo de complicaciones y muerte ante la COVID-19.

Al analizar los datos de más de 10.000 infectados en la ciudad china de Wuhan, se encontró que los diabéticos representaron hasta un 20% de los infectados que desarrollaron cuadros severos y graves.

A su vez, entre los casos más graves, los diabéticos alcanzaron una tasa de mortalidad del 7,3%. Esto es muy superior a la tasa de mortalidad entre los infectados graves que no sufrían diabetes ni otras enfermedades subyacentes, que fue de apenas un 0,9%.

Una razón de esta alta tasa de mortalidad de los diabéticos contagiados por COVID-19 es que estos tienen mayor tendencia a desarrollar infecciones virales porque su sistema inmunitario está comprometido.

Estas personas tienen glóbulos blancos con una capacidad de fagocitosis reducida, lo que complica su respuesta a la presencia del SARS-CoV-2 y alarga el tiempo necesario para la recuperación de una infección.

A esto se suma que tanto el SARS-CoV-2 como otros virus pueden prosperar más rápido en individuos con un nivel elevado de glucosa en la sangre.

Adicionalmente, los pacientes de diabetes producen menos cantidad de interferón, molécula de suma importancia en la respuesta orgánica ante los virus, así como presentan disfunción de los CD8 o citotóxicos.

58. Obesidad

La obesidad no representa en sí un factor de riesgo mortal ante una infección de COVID-19 pero sí lo son las enfermedades relacionadas con esta condición, como la diabetes, la hipertensión y los problemas respiratorios.

Estudios estadísticos hechos por los Centros de Control de Enfermedades de Estados Unidos encontraron que en la ciudad de Nueva Orleans el índice de casos mortales por COVID-19 duplicó al del estado de Nueva York, a pesar de tener menos casos confirmados.

Esto se debió a que gran parte de los pacientes en Nueva Orleans fueron personas con sobrepeso mayor a 12 kilogramos o con obesidad mórbida y sufrían de condiciones previas como hipertensión, diabetes y asma. Otra razón para que los obesos con COVID-19 tengan mayores posibilidades de morir si su condición se agrava es que tienen sistemas inmunológicos más débiles que una persona promedio sin sobrepeso.

Además, un gran porcentaje de personas obesas sufren apnea del sueño, condición que afecta su respiración durante el sueño y provoca un descenso de los niveles de oxígeno en sangre.

A esto se suma que en muchos casos el transporte de una persona obesa complicada con COVID-19 es más difícil o incluso requiere un gran esfuerzo para sacarlo de su casa y llevarlo a un centro de salud a tiempo.

Otro problema que enfrentan es la dificultad para realizarles tomografías y placas de rayos X, así como para intubarlos o conseguirles una cama adecuada para su peso y tamaño corporal en caso de requerir cuidados intensivos.

59. Hipotiroidismo

El hipotiroidismo es una condición en la que la glándula tiroides produce menos hormonas de lo normal. Se considera que al menos el 5 % de la población mundial sufre de hipotoroidismo.

Ante la pandemia de COVID-19, este tipo de pacientes tienen un riesgo de mortalidad que varía en función de cómo se ha manifestado la enfermedad.

Las personas con deficiencia en su tiroides tienden a desarrollar sobrepeso, condición que a su vez conlleva problemas hipertensivos y de circulación de la sangre en extremidades inferiores. Las personas con hipotiroidismo no solo suben de peso sin haber aumentado la ingesta de alimentos, sino que también suelen sufrir de cansancio crónico o falta de energía.

La causa más frecuente del hipotiroidismo es la denominada enfermedad de Hashimoto, en la que el sistema inmunitario ataca a la tiroides. Esto provoca una inflamación permanente de la tiroides y una disfunción en la producción de hormonas.

Otras causas son tratamientos de radioterapia, efectos secundarios de algunos medicamentos para dolencias hepáticas o renales o por causas congénitas.

En general, el índice de mortalidad de estos pacientes al contagiarse con COVID-19 no se relaciona directamente con el problema de su tiroides, sino por el deterioro en las condiciones físicas generales de su organismo derivadas de este.

60. Insuficiencia suprarrenal

Las personas que sufren insuficiencia suprarrenal son propensas a desarrollar condiciones severas a graves si contraen COVID-19, debido a que su organismo es particularmente vulnerable a las infecciones o lesiones.

Esto se debe a que sus glándulas suprarrenales no pueden producir la cantidad requerida de hormonas como la aldosterona y el cortisol, que intervienen en el equilibrio de la tensión arterial y el nivel de glucosa en sangre.

Además, este problema también altera el mecanismo por el cual el cuerpo mantiene la relación entre agua y sal en la sangre.

Una de las consecuencias de esto es que el organismo pierde capacidad para luchar contra infecciones virales o bacterianas.

Además, se hace más lenta la recuperación de lesiones o enfermedades en tejidos musculares, conjuntivos u óseos.

Tanto en los casos de insuficiencia suprarrenal primaria (enfermedad de Addison) o de insuficiencia suprarrenal secundaria (producto del hipopituitarismo) los tratamientos suelen basarse en la ingesta de glucocorticoides.

Si el paciente desarrolla tos seca y fiebre, como ocurre con los casos severos a graves de COVID-19, se suele duplicar la dosis hasta que los síntomas cedan. Sin embargo, en algunos casos de pacientes graves de COVID-19 se ha notado que son tan vulnerables a infecciones bacterianas y virales como los pacientes diabéticos, considerado de alto riesgo.

Además, los glucocorticoides recetados para controlar la insuficiencia suprarrenal pueden afectar la respuesta inmunológica del organismo, por lo que si la persona contrae COVID-19, quedaría vulnerable a patógenos que podrían agravar su cuadro respiratorio y provocar falla orgánica.

61. Enfermedad renal crónica

La Sociedad Internacional de Nefrología (SIN) ha informado que no se ha demostrado aún que la COVID-19 provoque alteraciones en la función renal de pacientes con cuadros leves o moderados. Sin embargo, en los pacientes de COVID-19 con síntomas graves y que requieren hospitalización, se ha encontrado una pérdida del 25 al 50% de la función renal.

Los exámenes de orina de estos pacientes muestran señales de daño renal, como proteinuria y hematuria. También se detecta aumento de los niveles de creatinina y nitrógeno ureico en sus exámenes de sangre.

Esto confirma teorías previas que indican que el coronavirus SARS-CoV-2 puede afectar a los riñones porque las células de estos, así como de los pulmones, poseen unas células con receptores denominados ECA2, especialmente afines con las protuberancias o espigas de la capa externa del coronavirus. Esto ayuda al virus a infectar estas células y multiplicarse a paso acelerado.

Sin embargo, la SIN ha señalado que menos de un 15% de los pacientes de COVID-19 desarrollan un cuadro de lesión renal aguda.

En todo caso, la SIN recomienda un seguimiento a la función renal de todos los infectados por COVID-19, tengan o no una enfermedad renal crónica previa, usando la Tasa de Filtración Glomerular (TFG).También se debe extremar el cuidado de pacientes de enfermedad renal crónica que reciben diálisis en los centros de salud donde hay infectados con COVID-19.

Estos pacientes pueden desarrollar neumonías nosocomiales y de por sí suelen tener una función inmunológica disminuida que los hace propensos a cuadros graves si se infectan de COVID-19.

62. HIV / Sida

Los portadores del Virus de Inmunodeficiencia Humana (VIH) que muestran un buen estado de salud tienen el mismo riesgo de infectarse con COVID-19 que las personas sanas de su misma edad. Si el portador de VIH se infecta de COVID-19 pero no tiene otras patologías previas, mostrará una evolución similar a la de cualquier otra persona sin VIH.

En el caso de que el paciente haya desarrollado el Síndrome de Inmunodeficiencia Adquirida (Sida), provocado por el VIH, el riesgo de infección y complicación aumenta sustancialmente. Sucede que el cuerpo pierde la capacidad para defenderse de infecciones por hongos, bacterias y virus.

Las posibilidades de sobrevivir a la COVID-19 dependerán del nivel de inmunodeficiencia del paciente, tipo de tratamiento que esté recibiendo y de su edad.

Es de destacar que hasta el momento no se ha demostrado que los medicamentos antivirales usados en el tratamiento del VIH-Sida tengan un efecto protector contra la COVID-19.

Tampoco hay indicios de que el quelopinavir, ritonavir y otros fármacos inhibidores de proteasa tengan un efecto protector contra el ingreso del SARS-CoV-2 a las células de la persona infectada.

Al respecto, las autoridades sanitarias europeas recomiendan a estos pacientes tomar la dosis recetada de antivirales, tengan o no COVID-19, y abstenerse de variarla fuera de la recomendación de los médicos tratantes.

Lamentablemente, unas 15 millones de personas portadoras de VIH no tienen acceso a medicamentos antivirales, según la Organización de las Naciones Unidas (ONU).

63. Trasplantados

Los pacientes que han recibido trasplantes de riñón, hígado, corazón y pulmones son considerados de alto riesgo ante la COVID-19.

Como parte del proceso post-operatorio de un trasplante, estas personas deben tomar medicamentos inmunodepresores, que reducen la capacidad de respuesta del sistema inmunológico. Esta es una forma de evitar que este sistema ataque al órgano trasplantado, al que consideraría como un cuerpo extraño.

Esto hace que el paciente quede más vulnerable a la acción del SARS-CoV-2 y a cualquier otra bacteria o virus. En los casos de personas con trasplante de órganos que se contagian con COVID-19, el tratamiento recomendado es bajar la dosis de inmunodepresores apenas aparezcan síntomas de la enfermedad, para que tengan la oportunidad de protegerse de infecciones secundarias.

64. Uso de esteroides

Los medicamentos a base de corticosteroides fueron usados con resultados variados en el tratamiento de pacientes de síndrome respiratorio agudo severo (SRAS) en 2002 y de síndrome respiratorio del Medio Oriente (MERS) en el año 2012.

Aunque en algunos centros de salud europeos se comenzó a usar esteroides en el tratamiento de la neumonía por COVID-19, la Organización Mundial de la Salud ha desaconsejado su uso en lo posible.

Una de las razones es que los corticoesteroides reducen el proceso inflamatorio vinculado a la infección en los pulmones del paciente de COVID-19.

Esto en teoría ayuda a reducir el riesgo de lesión pulmonar aguda y dificultad respiratoria asociada a los casos moderados y graves de neumonía por COVID-19.

Sin embargo, los corticoesteroides también reducen la capacidad de respuesta del sistema inmunológico, lo que favorece las infecciones por bacterias o virus, aumentando el riesgo de un shock séptico o falla de los órganos.

Además, aún no está claro el beneficio del tratamiento antiinflamatorio con esteroides en procesos que afectan a los pulmones de manera tan agresiva como lo hace la COVID-19. Por tal razón, la OMS recomienda esperar nuevos estudios que aclaren la conveniencia o no del uso de esteroides en el tratamiento de pacientes de esta enfermedad.

65. Inmunodeprimidos

Los pacientes inmunodeprimidos son aquellos cuyo sistema inmunológico está debilitado por una condición genética, enfermedad o por acción de un fármaco o agente externo. Por lo tanto, este grupo enfrenta un alto riesgo de complicaciones y muerte en caso de contagiarse con COVID-19.

Entre los pacientes inmunodeprimidos se encuentran los afectados por el Virus de Inmunodeficiencia Humana (VIH) y su consecuente Síndrome de Inmunodeficiencia Adquirida (SIDA). En estas personas, el sistema de defensa prácticamente queda destruido facilitando la aparición de todo tipo de infecciones bacterianas, virales o por hongos en pulmones y otros órganos.

También los afectados por diabetes pueden tener sistema inmunológico debilitado. Un caso especial a mencionar es el caso de las personas con problemas de nutrición, ya sea obesidad o desnutrición, que en general ven reducida la capacidad de su organismo para defenderse de infecciones.

El grupo de pacientes con cáncer, que requieren medicamentos inmunosupresores, también muestra un grave riesgo de complicaciones y muertes al infectarse con COVID-19.

66. Enfermos mentales y discapacitados

Los enfermos mentales se encuentran entre los grupos más vulnerables al contagio con COVID-19. Las autoridades chinas descubrieron al principio de febrero de 2020 que muchos pacientes mentales habían adquirido la COVID-19 tras exponerse al contagio por no poder seguir conscientemente las medidas básicas para evitar el contacto con personas enfermas y objetos contaminados.

Otros sufrieron exposición al virus en las salas psiquiátricas e instituciones donde estaban recluidos, que en muchos casos no contaban con medidas sanitarias adecuadas para prevenir una infección de este tipo.

Una situación que afecta a los enfermos mentales es el estigma existente contra ellos en el sistema de salud de muchos países, que les dificulta recibir atención oportuna cuando muestran síntomas de COVID-19.

A esto se suma que su tratamiento puede requerir mayor atención y tiempo de parte del personal sanitario, que en muchos casos ya está desbordado ante los casos de COVID-19 entre la población general.

La COVID-19 también provoca en la sociedad una ola de temor y ansiedad, que puede agravar la salud mental de estos pacientes, mientras que las cuarentenas y restricciones al movimiento de personas pueden afectar el cumplimiento de las consultas y terapias regulares que necesitan.

Parte VII. Epidemiologia global y comunitaria

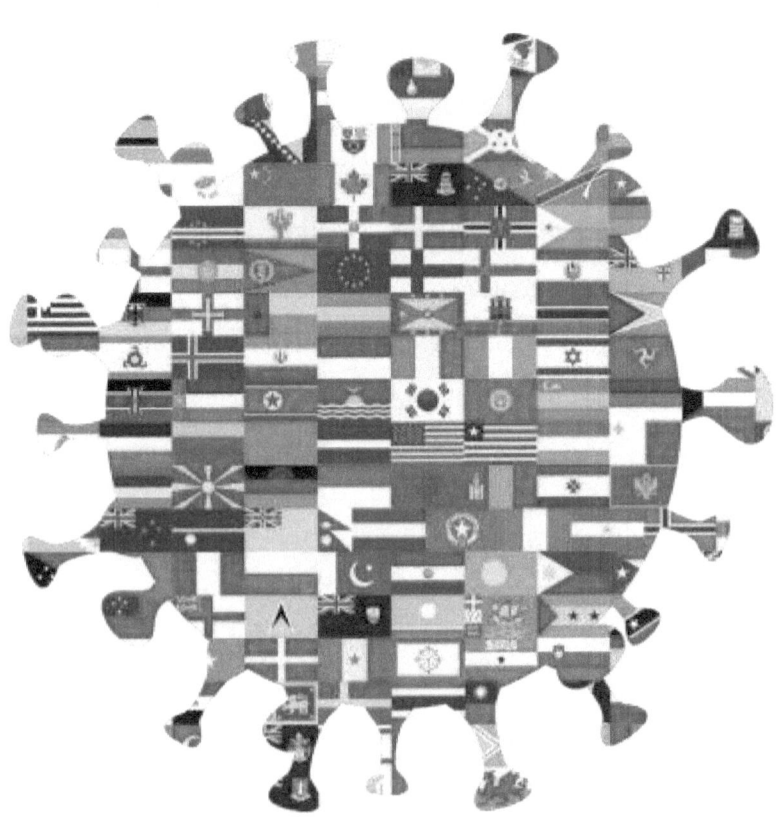

67. Epidemias en la historia de la humanidad

Desde que la Humanidad lleva un registro oral o escrito de su historia, han ocurrido gran cantidad de epidemias que acabaron con millones de vida en distintas regiones del mundo.

Muchas epidemias fueron causadas por un solo agente infeccioso y en otras por una combinación de dos o más enfermedades, favorecidas por las malas condiciones de higiene y alimentación deficiente entre la población.

Desde el año 430 A.C hasta el siglo XXI se han registrado 20 pandemias, o epidemias globales o extracontinentales. Entre estas, las cuatro más destructivas corresponden a las epidemias de viruela, gripe española, VIH-Sida y la llamada peste negra.

La epidemia por viruela es considerada la más fatal de toda la historia de la Humanidad, así como también la más antigua, pues esta enfermedad ha hecho estragos desde hace unos 12.000 años. Desde entonces más de 300 millones de hombres, mujeres y niños han muerto por causa del Poxvirus responsable de la viruela.

El brote más grave ocurrió entre 1520 y 1533, cuando más de 56 millones de indígenas de Centroamérica y Suramérica murieron contagiados por conquistadores españoles contra los que luchaban.

No fue sino hasta el año 1800 que apareció una vacuna contra la viruela, comenzando un plan universal de inmunización que permitió declarar al planeta libre de esta enfermedad a finales de la década de 1970.

El sarampión es otra enfermedad caracterizada por provocar epidemias mortales. Se calcula que desde su aparición en la edad antigua, ha cobrado más de 200 millones de víctimas. Hasta el invento de una vacuna en 1963, esta enfermedad aparecía en ciclos de 2 a 3 años, provocando en cada ocasión cerca de 2 millones de muertes.

Otra epidemia antigua y mortal que marcó la historia fue la Peste Negra, o peste bubónica, ocasionada por el bacilo *Yersinia pestis*.

En el año 1347 ocurrió una pandemia de Peste Negra que durante los siguientes 4 años mató a 50 millones de europeos y a 150 millones de personas en Asia y África. En general, se cree que acabó con un 42% de la población mundial en ese momento.

El bacilo *Yersinia pestis* se transmitía por la picadura de piojos y pulgas que llegaron a Europa en las ratas negras que infestaban los barcos provenientes de China. Sus síntomas eran nódulos linfáticos inflamados en el cuerpo y órganos sexuales, así como pústulas en la piel y necrosis de miembros.

Otra pandemia mortal que quedó grabada en la historia reciente fue la Gripe Española de 1918. Estuvo ocasionada por una cepa del virus de la Influenza que surgió en Kansas, Estados Unidos, y fue llevada a Europa por soldados en la etapa final de la I Guerra Mundial. Estos soldados infectados llegaron a Francia por el puerto de Brest y en pocas semanas el brote se extendió a Gran Bretaña, Alemania, Italia y España.

Durante los siguientes 12 meses acabó con 50 millones de vidas en Europa y otros 50 millones en Estados Unidos y resto del mundo.

El nombre de gripe española se debió a que en este país se habló ampliamente sobre la pandemia ya que no fue censurada por los medios, como sí ocurrió en las otras naciones involucradas en la I Guerra Mundial.

Antes de la reciente pandemia de COVID-19, la que más temor sembró en el mundo fue la del Virus de la Inmunodeficiencia Humana (VIH), que apareció en Estados Unidos en 1981. Se supone que originó en monos africanos y de allí pasó a los humanos.

Este virus se transmite por fluidos vaginales y saliva durante el contacto sexual, así como por transfusiones de sangre o por compartir agujas contaminadas entre personas adictas a las drogas.

La madre infectada puede transmitir el VIH al feto en la gestación o al neonato durante la lactancia. Si no es tratada a tiempo con retrovirales, su tasa de mortalidad es del 80%.

Los infectados desarrollan el Síndrome de Inmunodeficiencia Adquirida (Sida), un proceso destructivo del sistema inmunológico que expone al paciente a la muerte por neumonías e infecciones diversas.

Desde 1981 hasta el presente el VIH-Sida ha matado cerca de 35 millones de personas y 37 millones más está infectadas en todo el mundo, según la OMS.

68. Epidemias anteriores por coronavirus

En el año 2003 la OMS emitió una alerta global sobre una epidemia de un nuevo tipo de neumonía que había aparecido en la región de Cantón, China. La enfermedad fue denominada Síndrome Respiratorio Agudo Severo (SARS por sus siglas en inglés) y un grupo de investigadores chinos identificaron a un coronavirus relacionado con los murciélagos como causante de la misma.

Este coronavirus fue denominado SARS-CoV y aunque se pudo desarrollar un método rápido de detección, no fue posible encontrar un medicamento suficientemente efectivo para contrarrestar su acción en el organismo.

El SARS se caracteriza por provocar neumonías graves, fiebre superior a 38º C y complicaciones orgánicas severas, todo en un lapso de tiempo relativamente corto desde la aparición de los primeros síntomas.

Según la OMS el brote de SARS de 2003 afectó a 8.098 personas en 24 países del mundo de las que 774 fallecieron.

Esto le da una tasa de letalidad al SARS-CoV del 9,6%.

Por otra parte, en el año 2012 se reportó la aparición de una enfermedad respiratoria grave en Arabia Saudita, que se extendió a Omán, Jordania y otros países del Medio Oriente a través de viajeros. Esta fue bautizada como Síndrome Respiratorio de Oriente Medio (MERS por sus siglas en inglés) y se identificó a un coronavirus vinculado a los camellos como su causante, aunque luego el contagio pasó a ser por contacto personal directo.

Este coronavirus fue denominado MERS-CoV. Los síntomas del MERS incluyen fiebre alta, tos seca y dificultad para respirar.

Desde su aparición en 2012 hasta el presente el MERS ha provocado la muerte de 820 personas e infectado a 2.357, lo que representa una tasa de letalidad del 34,8%.

69. Inicio, desarrollo y fin de la pandemia

La pandemia se inicia en el momento en que una enfermedad se propaga más allá de un país y afecta a otras naciones y continentes. La OMS ha señalado que las pandemias se relacionan fundamentalmente con enfermedades infecciosas provocadas por virus o bacterias de reciente aparición, para las cuales la población no tiene inmunidad natural.

Además, la pandemia se ve favorecida por la respuesta tardía de los sistemas sanitarios por falta de equipos o por no existir un tratamiento efectivo o vacuna para la nueva enfermedad.

El desarrollo de una pandemia suele ser rápido pero corto y no siempre se califica su nivel de gravedad solo por el número de muertes que provoca.

En muchos casos la gravedad está en los miles de enfermos que pueden surgir en un corto período de tiempo, generando un grave problema de salud pública.

Por ejemplo, la pandemia de gripe española fue tanto rápida como letal. En solo 12 meses murieron 50 millones de personas en todo el mundo, más que las víctimas de la I Guerra Mundial, que duró 4 años.

Las pandemias se dan por finalizadas una vez que los nuevos casos aparecen solo en una misma área geográfica o país y no trascienden fronteras nacionales.

70. Posibilidades de endemias locales

Como endemia se define la aparición regular de una enfermedad en una misma región o país y en un número de casos similar en cada ciclo. Aunque una enfermedad pueda presentarse también en otros países, se considera que se vuelve endémica cuando reaparece continuamente en un mismo espacio geográfico y mantiene una cifra regular de infectados.

Por ejemplo, la malaria es una enfermedad endémica de los países tropicales y a pesar de los controles y tratamientos aplicados por los diferentes gobiernos, se calcula que cada año infecta a unos 300 millones de personas.

En el caso de la COVID-19 hay varios estudios en marcha para evaluar la posibilidad de que el SARS-CoV-2 adquiera cualidades endémicas. Algunos casos de personas que se reinfectaron tras ser dadas de alta en Corea del Sur y China, hacen dudar que la población pueda desarrollar con el tiempo una inmunidad natural contra la COVID-19.

Esto hace suponer a algunos investigadores que la COVID-19 podría resurgir cada cierto tiempo en un mismo lugar, convirtiéndose en una enfermedad endémica.

Por tal razón, se trabaja para acabar con la propagación del virus a un nivel que rompa su permanencia dentro de un mismo grupo humano.

71. Medidas locales, nacionales e internacionales

En el marco de la pandemia de COVID-19 se pueden aplicar diferentes medidas de alcance local, nacional e internacional para frenar el contagio.

A nivel local las más usadas son las cuarentenas, el distanciamiento social y el aislamiento social. La cuarentena consiste en el encierro por varias horas o permanentemente de las familias en sus hogares.

Por su parte el distanciamiento social consiste en una medida de separación de al menos 1 metro entre las personas que deban salir a las calles para comprar alimentos o medicinas, trabajar o utilizar los medios de transporte público.

El aislamiento social se aplica generalmente a quienes resultan contagiados y deben permanecer fuera de todo contacto, en su hogar o un espacio designado, durante el tiempo que dure la infección.

A nivel nacional una medida muy usada es el cierre del transporte entre ciudades, así como de trenes y vuelos que cubren rutas domésticas.

El objetivo es evitar la posible expansión del contagio de una zona del país a otra. Durante la pandemia en China se aplicó esta medida en la provincia de Hubei, con muy buenos resultados.

A nivel internacional las medidas contra la COVID-19 más comunes han sido el cierre de fronteras y la suspensión de vuelos turísticos o transporte de pasajeros por mar y tierra. Las únicas excepciones aplicadas han sido a los vuelos para repatriar ciudadanos extranjeros y al transporte de carga de medicinas, alimentos e insumos básicos.

Otra medida ha sido la instalación de cercos sanitarios en los puntos fronterizos para atender a las personas que ingresan a cada país y verificar si presentan síntomas de COVID-19.

72. Cuarentena y aislamiento social

Entre las medidas no médicas que más aplican los gobiernos para frenar la expansión de una pandemia se encuentran la cuarentena y el aislamiento social. En el caso de los virus y coronavirus, el objetivo básico de ambas medidas es cortar el ciclo de contagio persona-persona al separar y aislar a los individuos enfermos y sanos.

Esta separación es por un tiempo ligeramente superior al que requiere la enfermedad para manifestarse a partir del momento del contagio. Ambos conceptos pueden parecer similares, pero en realidad son dos cosas diferentes.

El aislamiento social consiste en la separación de las personas con enfermedades contagiosas de los individuos sanos. La mayoría de organismos de salud gubernamentales señalan que un enfermo aislado socialmente no debe abandonar su hogar durante el tiempo que se le indique, ni recibir visitas. Además debe recluirse en un área del hogar separado del resto del grupo familiar.

Por su parte la cuarentena es una medida de restricción del movimiento de todas aquellas personas que pudieron estar expuestas a un contagio y aún están asintomáticas durante el tiempo mínimo requerido para que dicha enfermedad manifieste síntomas.

Por lo general una cuarentena solo es ordenada por los entes rectores de salud nacionales, estadales o locales cuando desean frenar la velocidad de propagación de una enfermedad infecciosa, ya sea que se trate de un brote, una epidemia o una pandemia.

Además, también es una herramienta útil para evitar contagios en gran escala que pueden sobrepasar la capacidad de atención hospitalaria de un país, región o ciudad, sobre todo si hay limitaciones en el suministro de medicamentos y equipos.

En el marco de la pandemia de COVID-19, muchos gobiernos ordenaron suspensión de actividades educativas, reuniones colectivas, eventos culturales y deportivos e incluso, de las actividades comerciales y empresariales.

La OMS considera que las medidas de distanciamiento social y cuarentena ayudan a reducir la cadena de transmisión de la COVID-19, pero solo si van acompañadas de pruebas masivas para descartar casos sospechosos entre la población, aislar los casos confirmados y rastrear y examinar a quienes hayan tenido contacto con estos.

73. Protección individual para enfermos

Las medidas de protección de los enfermos de COVID-19 están dirigidas tanto a evitar que contraigan otras infecciones que empeoren su estado, como a que infecten a otras personas de su entorno.

El enfermo de COVID-19 asintomático o con síntomas leves deberá permanecer en cuarentena en su casa o en un sitio especialmente acondicionado y con buena ventilación. De ser posible, debe utilizar un baño diferente al resto de la familia, así como ropa de cama, toallas, platos y cubiertos.

Estos elementos deben ser lavados con agua muy caliente y quien se encargue de esta tarea debe usar guantes y lavarse las manos apenas termine, aunque los haya usado.

Es importante además limpiar todos los días los objetos y superficies que se tocan con frecuencia, como controles remotos, pomos de puertas, teléfonos celulares, interruptores de luz, mesas y encimeras de cocina.

Cuando el enfermo es atendido por un cuidador, ambos deben utilizar mascarilla o protección de tela en su boca y nariz para reducir la emisión al aire de gotículas infectadas al hablar, respirar o toser.

Al toser o estornudar el paciente de COVID-19 debe usar un pañuelo desechable, que deberá botar de inmediato y proceder a lavarse las manos con jabón o solución antiséptica durante al menos 20 segundos.

Los pacientes de COVID-19 que tienen condiciones previas como diabetes, insuficiencia cardíaca, insuficiencia renal o hepática, deben mantener un estricto cumplimiento de los tratamientos correspondientes.

No deben alterar las dosis de medicinas sin autorización médica y si sus síntomas empeoran deben informar de inmediato a los servicios de emergencia para recibir la ayuda necesaria. Esto incluye situaciones como la aparición de dolor torácico, insuficiencia respiratoria y tos muy alta y continua.

74. Protección individual de sus contactos

El primer paso que debe hacer todo infectado de COVID-19 es informar su situación a las personas con las que mantuvo contacto en los últimos 14 días en su hogar, trabajo y otros lugares que haya frecuentado.

Las personas cercanas a los contagiados por COVID-19 deben extremar las medidas de higiene y prevención. Esto incluye el evitar todo contacto físico con el enfermo y lavarse las manos varias veces al día con solución jabonosa o un gel antiséptico a base de alcohol.

En caso de compartir el mismo hogar, se debe hacer una separación clara del espacio ocupado por el enfermo y el que utilizará el resto del grupo familiar. Esto ayudará a evitar la exposición al contagio por tocar superficies contaminadas o aspirar las gotículas emitidas en la respiración del enfermo.

Si el enfermo comparte el uso de artículos con la familia, como computadoras o teléfonos, estos deben limpiarse con un paño y solución a base de alcohol antes que los demás los utilicen.

Es conveniente que las personas cercanas a un enfermo de COVID-19 apliquen una medida de autoaislamiento, sobre todo durante los primeros 14 días siguientes a que aparecieron los síntomas.

Si tienen que salir a la calle, deben usar mascarilla y guantes y mantener una distancia de al menos 1 metro con otras personas.

75. Protección del personal de la salud

El personal médico y sanitario conforma la primera línea de batalla contra la COVID-19 y son el grupo laboral más expuesto al contagio.

En los primeros dos meses de la pandemia en China, España e Italia, hasta un 30% del personal médico de los hospitales había sido infectado con COVID-19 y muchos perdieron la vida.

La OMS ha señalado la extrema importancia de garantizar al personal de salud los implementos de protección personal en la cantidad y calidad requeridos para evitar el contagio con el SARS-CoV-2.

Estudios realizados en España ante el enorme porcentaje de médicos y enfermeras contagiados por COVID-19 indicaron que los equipos de protección personal usados regularmente en los hospitales no impiden que el SARS-CoV-2 ingrese a las vías respiratorias y ojos del personal sanitario.

Tras varias modificaciones a los protocolos sanitarios, se recomendó que el personal médico utilice equipos integrales de protección que incluyeran mascarillas médicas, respiradores N95 o de categoría superior, pantallas faciales, guantes, batas y trajes cerrados.

Sin embargo, hay que resaltar que el SARS-CoV-2 tiene un tamaño promedio de 120 nanómetros o 0,12 micrones, por lo que las máscaras N95 no pueden impedir su entrada en las vías respiratorias del usuario.

Por tal razón, se ha planteado el uso de las mascarillas P100 o R100, acompañadas de una mascarilla quirúrgica en su interior y una pantalla facial en el exterior.

Sin embargo, en la gran mayoría de países es imposible abastecer de estos insumos a los hospitales en la cantidad necesaria, lo que aumentó la exposición del personal de salud a la infección.

El Director General de la OMS, Tedros Adhanom Ghebreyesus, informó a principios de abril que se necesitarían cada mes 89 millones de mascarillas, 76 millones de guantes y 1,6 millones de gafas de seguridad para poder proteger al personal de salud en todo el mundo

La salud mental y psicológica del personal de salud durante la pandemia de COVID-19 también es un tema a atender. Este personal está sometido a un estrés continuo y un volumen de trabajo enorme, además de exponerse continuamente a situaciones traumáticas ante la muerte de gran cantidad de pacientes.

A esto se suma que los médicos, enfermeras, camilleros y hasta el personal de limpieza de los centros de salud pueden convertirse en focos de contagio para sus familiares y amigos, si resultan infectados.

La OMS también ha recalcado la importancia de que los gobiernos protejan al personal sanitario contra el estigma social por parte de un público temeroso de que sean fuente de contagio.

En 2014 hubo antecedentes de agresiones a médicos que lucharon contra el brote de Ébola en África Occidental.

A principios de abril de 2020 se reportaron también ataques verbales y físicos contra médicos y enfermeras en Colombia y México, en momentos en que llegaban a sus hogares tras una larga jornada de trabajo atendiendo pacientes de COVID-19.

76. Protección del personal de aseguramiento

En el marco de la pandemia de COVID-19, el personal de aseguramiento responsable de garantizar el suministro de equipos de protección e insumos a las redes de salud también debe cumplir con las normas de prevención de contagio.

Es obligatorio el uso de elementos de protección individual como mascarillas, guantes, trajes integrales y otros que eviten el ingreso del coronavirus a sus organismos.

Esto tiene especial importancia entre los que trabajan en los hospitales designados para la atención de pacientes de COVID-19, así como en las unidades de cuidados intensivos.

También deben contar con equipos de protección los responsables del aseguramiento que laboran fuera de hospitales, es decir, asistiendo a quienes realizan labores de control de vehículos y personas o el cumplimiento de medidas sanitarias en mercados y centros de distribución de alimentos durante las cuarentenas.

77. Declaración de cese de la cuarentena

El 8 de abril el gobierno chino declaró el cese de la cuarentena colectiva en Wuhan, ordenada 76 días antes, siendo el primer país que levantó una medida de cuarentena en el marco de la pandemia de COVID-19.

Esta decisión fue tomada tras varios días sin registrar nuevas muertes por COVID-19 en todo el territorio continental chino.

Además, solo se registraron 271 casos de infección, principalmente en ciudadanos chinos que regresaron del extranjero.

La cuarentena en Wuhan fue clave para evitar la expansión del virus hacia el resto de China continental. A la fecha, en el país habían fallecido 3.331 personas, de las cuales 2.571 eran residentes de Wuhan. También se contabilizaron 81.700 contagiados, de los que 50.008 correspondían a habitantes de esta ciudad.

Tras declarar el cese de la cuarentena, el gobierno de la provincia de Hubei informó que solo se permitiría viajar a otras regiones a los ciudadanos que tengan un certificado especial que garantiza su buena salud y que no ha tenido contacto con personas sospechosas de tener COVID-19.

La OMS ha señalado que las medidas de cuarentena deben apuntar a romper el ciclo de transmisión persona a persona de la COVID-19, por lo que la suspensión de la misma en cualquier ciudad o país dependerá de cuánto bajen las cifras de nuevos contagios y muertes.

78. Declaración de cese de la transmisión

La OMS ha remendado que las declaratorias de cese de transmisión de la COVID-19 se hagan solo cuando hayan transcurrido 14 días sin nuevos casos. Este es el tiempo promedio que tardan en aparecer los síntomas y es una referencia usada para el aislamiento de casos sospechosos.

79. Enfermedad de notificación obligatoria

Debido a la alta tasa de contagio y riesgo de muerte que representa la COVID-19, la gran mayoría de gobiernos declararon la obligatoriedad de notificar cualquier caso sospechoso, así como la posterior confirmación y seguimiento evolutivo de los pacientes.

Además, es obligatorio que los ciudadanos que viajen o vivan en países donde se han reportado casos informen a las autoridades si presentan algún síntoma.

Las clínicas privadas, hospitales y médicos particulares están obligados a informar a los entes rectores de salud sobre cualquier paciente con síntomas de tos seca, dificultad para respirar e informar a las autoridades, que aplicarán la respectiva estrategia de vigilancia epidemiológica.

Parte VIII. Prevención de la enfermedad

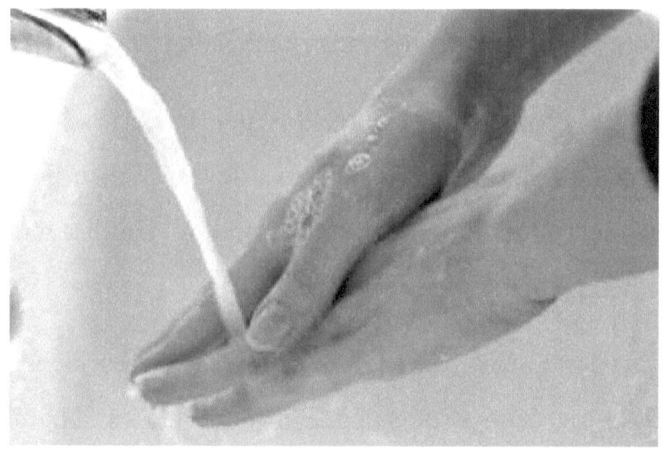

80. Vigilancia para contactos sin síntomas

Una de las medidas más importantes para detener la pandemia de COVID-19 es cortar el ciclo de transmisión del SARS-CoV-2 de persona a persona. Para esto, se debe identificar y hacer vigilancia de quienes hayan tenido contacto con los pacientes confirmados de COVID-19.

Según los protocolos establecidos por la OMS, los casos confirmados que tengan síntomas leves o asintomáticos deben ser atendidos en su casa, en condiciones de cuarentena y aislamiento social.

Por su parte, los casos moderados a graves deben ser atendidos en centros de salud. Pero también se debe ubicar y atender lo antes posible a los contactos de los pacientes confirmados de COVID-19.

Como contactos se define a toda persona que haya compartido con el paciente de COVID-19 un espacio común de trabajo, vivienda, reunión social, o usado los mismos equipos o implementos. Se distingue entre contacto próximo y contacto casual. El primero se refiere a los miembros del grupo familiar y compañeros de trabajo o amigos que hayan estado a menos de 2 metros de distancia de una persona con síntomas, por un tiempo prolongado.

Por su parte el término contacto casual se refiere a personas que comparten el mismo espacio físico que el infectado de COVID-19 pero no mantienen contacto físico o cercanía con este, como compañeros de trabajo que están en otras áreas de la empresa o los vecinos de un edificio.

La clasificación de este tipo de contactos queda a criterio de los servicios de vigilancia epidemiológica, pero el seguimiento clínico se hará solo a los contactos próximos. Los contactos próximos que no muestren síntomas deben ser puestos en cuarentena por 14 días en un lugar fijo.

En algunos países se ha empezado a aplicar pruebas rápidas de diagnóstico a estos contactos y en otros no. Se debe medir su temperatura dos veces al día y avisar a las autoridades sanitarias si aparece un síntoma como fiebre mayor de 38°C, tos y dificultad para respirar.

Una vez transcurridos los 14 días de cuarentena sin manifestación de síntomas, se da por finalizada la vigilancia epidemiológica del contacto.

81. Cuidar al paciente con COVID-19 en casa

En la mayoría de casos, los pacientes con COVID-19 solo mostrarán síntomas leves y se les recomendará guardar reposo en su hogar. Los cuidados que reciba en casa tienen como objetivo evitar que los síntomas se compliquen y proteger de infección a los demás miembros de la familia.

Esto es especialmente importante si el paciente convive con adultos mayores de 60 años u otros familiares que sufran enfermedades subyacentes como diabetes, cardiopatías o algún tipo de enfermedad pulmonar. También lo es si la persona que reúne estas condiciones es el cuidador de un enfermo con COVID-19.

El paciente con COVID-19 debe quedarse en casa y cumplir una cuarentena estricta de al menos 14 días, tras los cuales deberá ser evaluado por los médicos para certificar si la infección ha cesado.

El paciente debe ser aislado en un cuarto separado del resto de la familia, suficientemente ventilado y de ser posible, usar un baño solo para él. Los enfermos con COVID-19 no pueden compartir utensilios personales o de cocina, ropa de cama o ropa personal con los demás miembros de la familia.

Se debe mantener una distancia mínima de 2 metros con el resto de los habitantes del hogar.

Es importante limpiar las superficies de los muebles del cuarto y baño usado por el paciente, con una solución desinfectante a base de hipoclorito de sodio o alcohol. También se deben desinfectar interruptores de luz, encimeras de cocina y picaportes de las puertas.

El uso de la mascarilla por parte del infectado es indispensable. Esta mascarilla debe ser cambiada diariamente. También deben usarla quienes ingresen a la habitación del enfermo para atenderlo.

Si el paciente no puede usar mascarilla, debe tapar la boca y nariz con pañuelos desechables al estornudar o toser y botarlos de inmediato.

El cuidador del paciente con COVID-19 debe usar guantes al manipular la ropa de este, y evitar a toda costa el contacto directo con fluidos corporales como heces, orina o moco. Tanto los guantes como mascarillas usados en el cuidado del enfermo deben botarse apenas se terminen de usar.

Todo el grupo familiar debe lavarse las manos varias veces al día con gel desinfectante o una solución a base de alcohol en concentración igual o superior al 60%.

82. Traslado de sospechosos o enfermos

El traslado de un paciente sospechoso o confirmado con COVID-19 requiere ciertas consideraciones que deben ser cumplidas por los servicios de transporte sanitario y atención pre-hospitalaria.

Estas consideraciones tienen por objetivo reducir el riesgo de contagio del personal encargado de las ambulancias, así como de otros pacientes que las utilicen posteriormente.

Antes de iniciar la operación de traslado asistencial de un paciente sospechoso o confirmado con COVID-19, se deben tomar en cuenta las necesidades que tengan estos para su estabilización, como equipos de respiración asistida, sueros y medicamentos.

Los pacientes que reciben respiración asistida deben ser trasladados en su propia cama, para evitar riesgos de contaminación al desconectar tubos y accesorios en las ambulancias.

El personal encargado del traslado debe utilizar trajes desechables, mascarillas, pantallas faciales, guantes y todos los equipos de protección disponibles, que se deberán desechar al entregar al paciente en el destino.

Enseguida se deberán colocar un nuevo equipo de protección personal y proceder a la desinfección de la ambulancia y todos los equipos usados.

83. Hospitalización de complicados

En general los enfermos con COVID-19 muestran síntomas leves o moderados como fiebre de 38º C, y tos, por lo que la medida médica aplicada es el reposo en su hogar durante al menos 2 semanas, mientras cede la infección.

Sin embargo, cuando los síntomas se agravan y aparece dificultad para respirar, dolor torácico, arritmia cardíaca, tensión alta y otros problemas, urge la hospitalización inmediata del paciente.

En este caso, el enfermo complicado con COVID-19 deberá ser puesto en una habitación individual aislada o un espacio dedicado solo a pacientes de esta enfermedad.

Las visitas deberán ser restringidas o prohibidas si es necesario y todo los que ingresen a estas habitaciones deberán usar la protección adecuada.

En lo posible se debe evitar el traslado de un paciente complicado con COVID-19 entre diferentes áreas del centro de salud. De requerir estudios complementarios, como ecografías y rayos X, se deberá procurar hacerlo con equipos portátiles en la habitación del paciente.

Si los equipos del hospital no son móviles, se deberán desinfectar totalmente una vez usados por el paciente complicado con COVID-19.

En la hospitalización de casos complicados con COVID-19 la prioridad del equipo tratante es preservar la función respiratoria y atender las complicaciones que pueden presentarse a nivel hepático, coronario o renal.

La disponibilidad de equipos de respiración asistida en clave al decidir la hospitalización de un paciente con COVID-19 que muestre síntomas severos o complicados.

84. Centros de hospitalización coyuntural

Los centros de hospitalización coyuntural ofrecen una solución puntual ante el desbordamiento de los servicios de salud por el alto volumen de pacientes sospechosos con COVID-19. En zonas donde la pandemia ha dejado gran cantidad de infectados y víctimas, se ha recurrido a la instalación de centros de hospitalización provisionales, dirigidos únicamente a la atención de pacientes con COVID-19.

Adicionalmente, muchos hospitales en países como China, España, Italia, Estados Unidos y Alemania han cerrado sus diferentes servicios para dedicar todo su espacio físico a los pacientes con COVID-19.

La creación de hospitales de campaña, a veces en sitios poco comunes como el Parque Central de Nueva York, es parte de la respuesta al colapso de los centros de salud formales.

Estos centros de hospitalización coyuntural cuentan con la ventaja de contar con los equipos necesarios para atender a los pacientes con COVID-19 y sus posibles complicaciones.

Esto incluye equipos de rayos X e imageneología digital, unidades de cuidados intensivos, respiradores mecánicos y todo lo necesario para manejar a un paciente altamente contagioso en situación de alto riesgo.

85. Cuidados intensivos y ventilación asistida

Cuando un paciente con COVID-19 desarrolla síntomas severos, el más evidente y de mayor riesgo para su vida es el síndrome de dificultad respiratoria aguda (SDRA).

Este síndrome se presenta por la obstrucción con flema muy espesa de los alvéolos y bronquios. Se considera que un paciente grave con COVID-19 puede perder hasta un 70 por ciento de su capacidad pulmonar debido a la flema y lesiones en sus lóbulos pulmonares.

Tantos en pacientes que estaban sanos antes de infectarse con COVID-19, como en los que tenían condiciones previas como cardiopatías, hipertensión, diabetes y otras, la pérdida de la capacidad respiratoria es siempre el mayor peligro que enfrentan.

Por tal razón, los casos graves deben ser atendidos con respiración asistida las 24 horas del día durante la fase en que aparecen síntomas de neumonía y SDRA.

También se requiere cuidados intensivos para atender las complicaciones en el sistema cardiovascular producidas por la baja en el oxígeno en sangre y la inflamación de los vasos alrededor de los pulmones y el corazón.

Las fallas renales y hepáticas son otros de los problemas frecuentes en los casos graves con COVID-19, que también llevan a muchos pacientes a las unidades de cuidados intensivos.

86. Medidas de sostén general e inmunológica

Los pacientes con COVID-19 suelen presentar cuadros de fiebre y tos durante la fase inicial de la enfermedad. Por tal razón, su atención inicial debe incluir la hidratación continua para reponer los niveles de electrolitos en sangre y ayudar a que la flema que se forme en los pulmones pueda ser expulsada con mayor facilidad.

En el caso de pacientes con enfermedades que afecten sus defensas, los médicos podrán evaluar terapias dirigidas a aumentar su respuesta inmunológica, como el uso de interferón o tratamientos usados con éxito en casos de SARS y MERS.

Por el momento no se ha encontrado un medicamento particularmente fiable para aumentar la respuesta inmunológica en pacientes no infectados y protegerlos de la COVID-19.

Sin embargo, se hacen estudios para determinar la efectividad de terapias a base de vitaminas y ciertos medicamentos que estimulan el sistema inmune del cuerpo.

87. Antivirales, antibióticos y esteroides

Aunque no se ha descubierto todavía un tratamiento efectivo contra el SARS-CoV-2, diversas universidades y grupos de investigadores trabajan para determinar la utilidad de antivirales y medicamentos usados con relativo éxito en otras enfermedades por coronavirus.

El uso de antivirales se basa en el hecho de que el SARS-CoV-2 pertenece al grupo de Betacoronavirus, que incluye también al SARS-CoV y al MERS-CoV, causante del Síndrome Respiratorio del Medio Oriente (MERS).

Algunos medicamentos contra el Ébola también están en fase de prueba para verificar su acción contra el SARS-CoV-2.

El interferón es usado actualmente por China, Cuba y otros países como parte del tratamiento de pacientes en sus etapas iniciales, con buenos resultados.

También se prueba la eficiencia de medicamentos como la ribavirina, lopinavir-ritonavir, y penciclovir, remdesivir y favipiravir, que están demostrando un importante efecto de reducción de la carga viral en la sangre de los infectados.

En cuanto a los corticoesteroides, su uso se aplica en ciertas condiciones donde la inflamación de los tejidos pulmonares puede provocar un daño permanente o un colapso de la función respiratoria.

Hasta el momento, varios gobiernos están promoviendo el uso de la Cloroquina y sus variantes, usadas en el tratamiento de la malaria, como una forma de reducir la carga viral de SARS-CoV-2.

Aunque el uso de cloroquina no está sustentado aún en estudios clínicos relacionados con la COVID-19, se han registrado muchos casos de mejoría en pacientes moderados a graves que recibieron este medicamento.

Una posible razón es que la cloroquina aumenta el pH endosómico, lo que afecta el proceso de fusión del virus con las células humanas. Además tiene efecto inmunomodulador y su eficiencia parece igual tanto en etapas iniciales como avanzadas de la infección.

La aplicación de antibióticos en los pacientes con COVID-19 apunta a atacar infecciones secundarias por neumococos y otras bacterias en aquellos que han desarrollado sepsis o shock séptico.

88. Vacunas actuales y futuras

Varios países trabajan en una vacuna contra la COVID-19, aplicando la información sobre el genoma del SARS-CoV-2 dado a conocer por científicos chinos que investigaban la pandemia en Wuhan, provincia de Hubei.

En su mayor parte, estas vacunas sintéticas utilizan un código genético que da instrucciones a las células humanas para producir una proteína presente en el SARS-CoV-2, usada para lograr su entrada en las células.

De esta forma, el organismo genera una respuesta inmune a esa proteína y por lo tanto, se reduce la capacidad del agente causante de la COVID-19 de invadir las células humanas.

Sin embargo, en el mejor de los casos la primera de ellas solo cumplirá los pasos de experimentación y certificación hacia el último cuarto del año 2020.

Investigadores de al menos cinco países trabajan en verificar teorías de que vacunas actuales como la Bacille Calmette-Guerin (BCG) o vacuna contra la tuberculosis, aumentan la capacidad del organismo para defenderse de la COVID-19.

Esto se basa en evidencias encontradas en experiencias y estudios anteriores que sugieren que la BCG "entrena" al sistema inmunológico para que reconozca y reaccione no solo ante el bacilo de Koch, sino también ante una amplia variedad de bacterias, parásitos y virus.

Según uno de los estudios en marcha basado en el caso de 150 mil niños vacunados con BCG en 33 países, estos tuvieron un 40% de infecciones agudas respiratorias agudas que los no vacunados.

También se encontró una relación similar en el caso de adultos mayores, que sufrieron menos infecciones respiratorias que los no vacunados en su infancia.

89. Control de enfermos crónicos

Los pacientes crónicos deben extremar su cuidado en caso de contagiarse con COVID-19, sobre todo si sufren enfermedades o reciben tratamientos que afectan al sistema inmunológico.

La primera medida es permanecer en cuarentena o aislamiento en casa y no exponerse al contagio al salir a hacer compras. Es necesario delegar estas tareas a alguien de confianza.

Los pacientes crónicos afectados por COVID-19 que no han desarrollado síntomas que ameriten su hospitalización deben continuar con sus tratamientos regulares y no alterarlos sin autorización médica.

En el caso de los pacientes diabéticos se recomienda hacer un seguimiento de los niveles de glucosa, así como de la temperatura corporal, al menos tres veces al día.

Los pacientes hipertensos y con problemas cardiovasculares deben mantener reposo y revisar su presión sanguínea dos veces al día, especialmente si hay cuadros de dificultad respiratoria o señales de neumonía, condición que puede afectar la oxigenación cardíaca.

En el caso de los pacientes de enfermedades respiratorias como enfisema, tuberculosis y asma, se recomienda ponerlos bajo cuidado hospitalario de inmediato, por ser un grupo con alto riesgo de complicaciones y mortalidad por COVID-19.

90. Vitaminas y nutrición

Hay varios ensayos y estudios en marcha para evaluar el impacto de una insuficiencia vitamínica en la vulnerabilidad del organismo a la infección por COVID-19.

Sin embargo, estos estudios no han sido categóricos hasta el momento y en su mayor parte se basan en experiencias previas con otras enfermedades provocadas por virus como el dengue y la influenza.

Varios estudios parecen apuntar a que un reforzamiento en el consumo de vitamina D por vía oral parece ayudar a reducir la gravedad de los cuadros respiratorios en pacientes complicados con COVID-19.

Esto parece tener relación con la capacidad de la vitamina D como antiinflamatorio de los tejidos pulmonares, así como el hecho de que el coronavirus y el virus de la gripe o influenza comparten características en común.

Entre estas, destacan que ambos virus son capsulados con capacidad para sobrevivir fuera de un huésped y su mortalidad se relaciona principalmente con neumonías graves.

También se estudia la posible relación entre una deficiente exposición a la luz solar, vital para la síntesis de vitamina D en el organismo, con la gran cantidad de casos de COVID-19 registrados entre las poblaciones de China, Corea del Sur y Europa.

Este estudio también considera que África y Suramérica, donde la exposición solar es mayor, parecen tener una tasa de contagios mucho más lenta.

Los estudios proponen un aumento sustancial de la ingesta de vitamina D, de más de 5.000 UI diarias en el caso de personas menores de 50 años.

En el caso de adultos mayores de 50 años en estado grave, se propone la ingesta de 10.000 UI al día o hasta 100.000 semanales, durante el tiempo que perduren los síntomas de la enfermedad.

En cuanto a la vitamina C, relacionada tradicionalmente con el buen funcionamiento del sistema inmunológico, no se han encontrado indicios de que un aumento en su consumo proteja al organismo contra la COVID-19.

Esto ha sido comprobado en pacientes críticos que recibieron altas dosis de vitamina C por vía intravenosa, sin mayor variación en su estado clínico.

El valor teórico de la vitamina C como terapia para pacientes con COVID-19 se basa en un estudio de 2017 que encontró una reducción sustancial de muertes en pacientes con septicemia a los que se les administró una cantidad elevada de vitamina C combinada con corticoesteroides y tiamina.

En el año 2019 se encontró que pacientes con síndrome de dificultad respiratoria aguda (SDRA) encontraban mejoría con un tratamiento de alta concentración de vitamina C.

En China se adelanta un estudio con respecto a esta vitamina y la COVID-19, cuyos resultados podrían estar listos para septiembre de 2020.

91. Manejo del estrés social e individual

La pandemia de COVID-19 ha provocado un temor extendido entre las sociedades de prácticamente todos los países del mundo, con especial intensidad en aquellos con mayor número de contagiados y muertes, como China, Italia, España, Francia y Estados Unidos.

El aislamiento social y las restricciones a la movilidad individual durante la pandemia también han contribuido a aumentar el nivel de estrés en los grupos poblacionales e individuos.

Las mayores preocupaciones de la población son el tema económico por el cierre de miles de empresas y actividades de las que dependen muchas familias.

También la alteración de rutinas diarias y el temor a contraer la enfermedad provocan una gran carga emocional en la gente.

A esto se suma la incertidumbre sobre la duración de la pandemia y qué cambios permanentes o duraderos dejará en la sociedad cuando llegue a su término. También contribuyen al estrés colectivo el exceso de información, muchas veces confusa o contradictoria, sobre esta pandemia, en redes sociales y medios de comunicación.

Al respecto, la OMS ha recomendado a gobiernos y medios de comunicación a trabajar en campañas para orientar a la población en el manejo emocional de la cuarentena.

Esto incluye promover medidas de autocuidado como dormir suficiente, hacer ejercicio en casa o realizar alguna actividad física que ayude a drenar tensión y mejorar el ánimo. También se exhorta a comer de forma saludable y evitar el exceso de azúcar, café y sal.

Las campañas llaman también a evitar el consumo de drogas, alcohol y tabaco, pues estas aumentan la vulnerabilidad del cuerpo a la COVID-19.

Una medida importante es reducir la exposición al internet y la TV, así como a redes sociales que exponen información falsa sobre la pandemia.

92. Tratamientos naturales y tradicionales

En el marco de la lucha contra la COVID-19, las autoridades chinas permitieron el uso de algunos tratamientos tradicionales en pacientes moderados y graves, con buenos resultados.

La empresa farmacéutica Shijiashazhuang Yiling patentó un medicamento en cápsulas denominado Lianhua Qingwen (LHQW), basado en la Medicina Tradicional China (MTC), que combinado con las medicinas occidentales dio buenos resultados al disminuir la intensidad de los síntomas.

Este medicamento ya había sido probado con éxito durante la pandemia de SARS de 2003, que apareció en territorio chino y se expandió a unos 24 países.

Los ensayos clínicos señalan que el LHQW alivia los síntomas respiratorios como la tos seca, tos con flema y la dificultad respiratoria. Además ayuda a reducir la duración de la fiebre y la intensidad de la disnea. Actualmente se usa en las clínicas y hospitales chinos en los pacientes moderados y graves de COVID-19.

Siguiendo la experiencia china, a principios de abril de 2020 países como Italia, Venezuela y Ecuador autorizaron el uso de esta medicina en pacientes con COVID-19.

Previamente contaba con autorización de los gobiernos de Rumania, Macao, Tailandia, Canadá, Mozambique, Indonesia y Brasil, algunos de los cuales la usaron en la epidemia de SARS de 2003.

Otra medicina tradicional que es usada en la lucha contra la COVID-19 es una cocción a base de 20 plantas usada en China como desintoxicante y para la limpieza de los pulmones, denominada "Quing Fei Jie Du Tang". Esta cocción incluye tanto plantas orientales como mandarina, almendra, efedra, jengibre y cilantro.

La Oficina General del Comité Nacional de Salud y la Oficina de la Administración Estatal de Medicina Tradicional China recomiendan esta cocción a los hospitales que atienden a los pacientes con COVID-19.

Parte IX. Precaución individual y colectiva

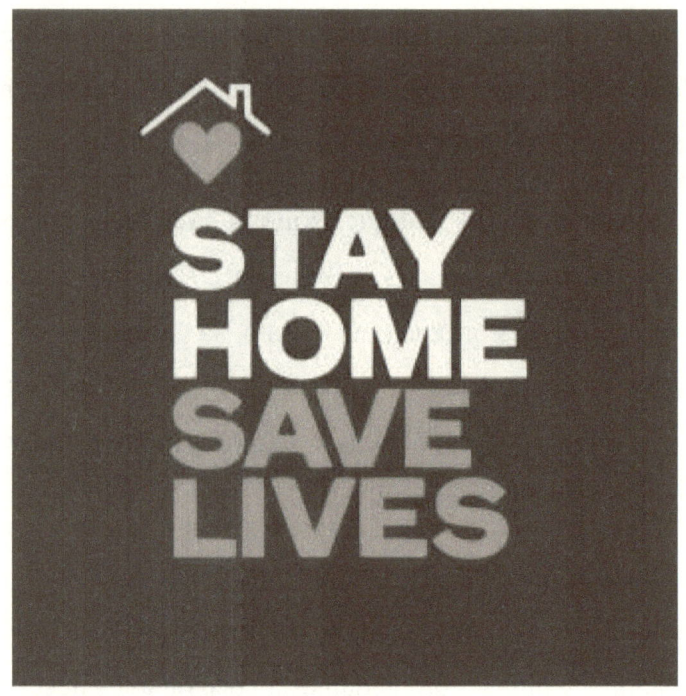

93. Cuidados según el clima

Hasta los momentos no se ha encontrado una relación clara entre el clima y la capacidad de contagio de la COVID-19. Diversos estudios señalan que el SARS-CoV-2 puede resistir fácilmente temperaturas ambientales de 38° C y otros indican que puede sobrevivir por dos horas a temperaturas de hasta 60° C.

Donde sí parece haber una relación es en el nivel de exposición a la luz solar, que favorece contra el contagio a quienes viven en zonas tropicales.

Al respecto, la OMS ha señalado que los cuidados para enfermos de COVID-19 y la población en general con respecto al clima son los mismos que se aplican para otras enfermedades como la influenza y la gripe.

Quienes viven en climas fríos deben procurar mantenerse abrigados en todo momento y no exponerse a frío extremo o baños helados, como precaución.

Por su parte quienes habitan en climas tropicales o en zonas con altas temperaturas veraniegas se recomienda mantener una constante hidratación y cuidar no sobreexponerse al sol.

94. Uso y tipo de máscaras

Las máscaras o protecciones faciales usadas en el marco de la pandemia de COVID-19 deben cubrir dos funciones principales: proteger al personal de salud que atiende a los posibles infectados o contagiados confirmados y proteger a las personas sanas en sus ambientes normales de trabajo o vivienda.

La mayoría de la población debe usar las mascarillas quirúrgicas al salir a la calle, utilizar transporte público o hacer cualquier actividad al exterior en lugares donde hay aglomeración o presencia de otras personas.

Las mascarillas quirúrgicas son los denominados tapabocas usados por los médicos y enfermeros en cirugías y otras actividades sanitarias. No filtran el aire aspirado, por lo que no pueden impedir el ingreso de gotículas nasales expelidas por las personas contagiadas. Sin embargo, si pueden proteger contra salpicaduras de sangre, moco y otros fluidos de estas personas.

Además, cuando un enfermo de COVID-19 usa mascarilla, se reduce considerablemente la cantidad de gotículas que pasan al aire cuando este respira o tose.

Por tal razón y debido a que muchas personas pueden estar contagiados y no mostrar síntomas aún, es importante que todos usen mascarillas quirúrgicas al salir a la calle o tener contacto con otras personas en el hogar o el trabajo.

Otro tipo de mascarillas muy útiles en la pandemia de COVID-19 son las de tipo filtrante, que contienen un filtro capaz de cerrar el paso a micropartículas líquidas o sólidas presentes en el aire. Se fabrican en distintos tipos y se catalogan según el tamaño de las partículas que puede filtrar. Su eficiencia de filtrado de partículas entrantes que van desde el 78% (FFPP1) hasta el 98% (FFP3).

Estos filtros también tienen una alta capacidad para filtrar partículas salientes al respirar y toser, con porcentajes de fuga del 22% en las mascarillas FFP1 hasta solo un 2% en las de tipo FFP3.

Se considera que las mascarillas con filtraje de categoría FFP2 y FFP3 son las más eficientes para prevenir una infección con COVID-19. Actualmente una de las mascarillas más usadas a nivel mundial son las de tipo N95, con filtro y válvula de salida para evitar condensación.

Sin embargo, tomando en cuenta que el coronavirus SARS-CoV-2 puede tener hasta 120 micrones de tamaño, algunos expertos recomiendan los modelos P100 y P200, que pueden filtrar micropartículas de apenas 80 micrones.

95. Lavados de las manos

El lavado de las manos es una de las recomendaciones que con más énfasis ha hecho la OMS y los entes de salud de los países con mayor número de infectados de COVID-19.

Esta práctica tiene especial importancia debido a que se ha encontrado que el coronavirus SAR-CoV-2 puede subsistir por muchas horas sobre la mayoría de materiales de uso masivo en las ciudades, como vidrio, aluminio, acero, telas, papel, cuero y látex.

Para prevenir el contagio al tocar superficies potencialmente infectadas por el contacto con fluidos corporales de un contagiado de COVID-19, se recomienda lavarse las manos varias veces al día con abundante jabón y agua caliente.

Es importante frotar todos los espacios entre los dedos, debajo de las uñas y dorso de las manos por no menos de 30 segundos y enjuagar con bastante agua. Además, se deben secar con una toalla limpia de un solo uso o un pañuelo desechable.

El lavado de las manos deberá realizarse también tras sonarse la nariz, estornudar o toser, así como cada vez que se regresa de la calle, de haber usado un transporte público o un lugar que congregue público como mercados e iglesias.

También se recomienda hacerlo si se ha manipulado dinero en efectivo. Quienes cuiden a un enfermo de COVID-19 o que se sospeche que está infectado, deben extremar el lavado de manos, así como el uso de tapabocas y guantes.

96. Alcohol y antibacteriales

Se ha encontrado que el alcohol en concentración del 60% o superior es efectivo para destruir el coronavirus causante de la COVID-19.

Al respecto, la OMS recomienda desinfectar con alcohol concentrado los objetos y superficies con los que tengan más contacto las personas en los hogares y espacios públicos.

Para la desinfección de superficies como calles, paredes, vehículos y grandes áreas urbanas, se recomienda usar una solución a base de hipoclorito de sodio o algún desinfectante antibacterial de uso industrial.

En cuanto al uso de gel antibacterial, los Centros de Control de Enfermedades de Estados Unidos y los organismos rectores de salud de la Unión Europea coinciden en que estos solo son útiles como medida de desinfección temporal cuando no se puedan lavar las manos con agua y jabón.

Esta es una situación que se presenta con frecuencia en regiones del planeta donde el servicio de agua potable es irregular o no existe. En este caso, se recomienda usar gel antibacterial que tenga una base de alcohol concentrado entre un 60 a 70% como mínimo.

Se recomienda es aplicar abundante gel en las palmas de las manos y frotarlas por al menos 20 segundos, procurando esparcir el gel entre los dedos, debajo de las uñas y en el dorso de la mano.

97. Estilo de vida, ejercicios y salud mental

El mantener un estilo de vida saludable ayuda al organismo a mantenerse en forma y por lo tanto aumenta su capacidad para resistir una infección viral como la COVID-19. En el marco de la cuarentena aplicada en muchos países, millones de personas han tenido que permanecer por días en sus hogares, por lo que se reduce su actividad diaria y aumenta el aburrimiento y otras formas de estrés por el cambio en la rutina normal.

Durante la cuarentena es importante distribuir el horario para mantener algún tipo de actividad que permita distraer la mente y mantener el cuerpo en forma.

Leer libros, aprender idiomas, ver series y películas o tratar de aprender un nuevo hobby son algunas de las recomendaciones que hacen los psicólogos y expertos en conducta a quienes se mantienen en cuarentena.

Así mismo, se recomienda mantener una alimentación completa y realizar algún tipo de ejercicio. Es importante evitar caer en un excesivo consumo de grasas y azúcares, que en combinación con el sedentarismo pueden tener consecuencias graves como alteraciones de la glucosa en sangre.

La convivencia familiar puede verse afectada por el largo aislamiento, por lo que se recomienda hacer actividades compartidas como juegos, limpiar la casa o practicar algún tipo de hobby entre varios, de manera de evitar conflictos durante este tiempo.

98. Ventilación de casas y habitaciones

La ventilación de las casas y espacios donde se alojen personas contagiadas con COVID-19 es indispensable para evitar la concentración del virus en el aire.

La habitación del enfermo debe tener una ventilación continua o al menos ser ventilada 4 veces al día, según recomiendan los Centros de Control de Enfermedades de Estados Unidos.

La Agencia de Protección Ambiental de Estados Unidos (EPA) ha señalado que en el interior de una vivienda cerrada al exterior, como ocurre en los inviernos y veranos más intensos, la concentración de elementos contaminantes puede superar hasta 100 veces la del aire exterior. Entre estos contaminantes se encuentra el humo de estufas y hornos, el monóxido de carbón producido por las cocinas a gas y calefacción y otros como el óxido de nitrógeno y azufre.

Otros elementos que se eliminan con una adecuada ventilación son el moho, exceso de humedad, pelos de mascotas, partículas de aceite y alimentos cocinados y el polvo.

Por tal razón, la ventilación de hogares y habitaciones de enfermos con COVID-19 se recomienda para reducir la carga de contaminantes en el aire que pudieran agravar cuadros de tos o dificultad respiratoria en estos pacientes. Además, la ventilación frecuente de estos espacios previene síntomas característicos de la acumulación de dióxido de carbono, como el dolor de cabeza y la caída en el metabolismo.

99. Hogares de ancianos y discapacitados

Uno de los principales problemas de salud pública que ha traído la pandemia de COVID-19 es la gran cantidad de muerte de adultos mayores que se encuentran en hogares de ancianos.

En países como Gran Bretaña y España las cifras de ancianos fallecidos en estos hogares crecen día a día y en muchos casos se ha descubierto que los cuidadores los han dejado solos en medio de la cuarentena.

Las personas mayores de 60 años son el grupo más propenso a desarrollar complicaciones ante una infección de COVID-19, por lo que urge darles la mayor protección posible. Esto incluye el suministro de mascarillas en cantidades suficientes y la restricción a las visitas de familiares y allegados, para reducir la exposición al coronavirus.

También es importante hacer un seguimiento a quienes tienen condiciones médicas subyacentes como diabetes, hipertensión, insuficiencia respiratoria o insuficiencia cardíaca.

Por su parte las personas con discapacidad se enfrentan a una diversidad de retos en medio de la pandemia. Aquellos afectados por discapacidad mental suelen tener problemas para comunicar cuando se sienten mal o para explicar sus síntomas al personal sanitario.

Además pueden ver agravados sus problemas por la ansiedad producida por la pandemia, el aislamiento social y el cambio en sus hábitos diarios.

La restricción para movilizarse, producto de las cuarentenas sociales impuestas en muchos países, pueden amenazar directamente la continuidad de sus tratamientos y terapias.

Por su parte los discapacitados físicos enfrentan los mismos riesgos que el resto de la población ante el contagio con COVID-19, exceptuando los casos donde existan complicaciones que afecten sus sistemas renal, hepático, cardiovascular o respiratorio.

Los organismos sanitarios deben velar porque estas personas tengan acceso a las terapias y tratamientos que necesiten y seguir de cerca su estado de salud en previsión de cualquier signo de que han sido contagiados con COVID-19.

100. Mercados y supermercados

En medio de la cuarentena social implementada a nivel mundial por la pandemia de COVID-19 los mercados y centros de distribución de alimentos han continuado funcionando por ser un sector prioritario para la población.

El riesgo de contagio en estos lugares aumenta en la medida en que se permite la presencia de mayor número de personas cercanas unas a otras.

Por tal razón, la OMS ha emitido protocolos que aconsejan que en estos comercios solo ingrese un limitado número de personas a la vez, manteniendo una distancia de al menos 2 metros entre una y otra y usando siempre mascarilla y guantes.

Los mercados y supermercados son regularmente lugares donde se favorece el cultivo de bacterias y agentes patógenos por la gran cantidad de productos orgánicos y perecederos que se venden allí.

En el marco de la pandemia se ha instruido a los entes sanitarios locales, regionales y nacionales realizar la desinfección regular de los mismos con soluciones a base de hipoclorito de sodio y alcohol en alta concentración.

También se debe velar por la desinfección continua de superficies como mostradores, puertas de neveras, cajas, estantes y cualquier elemento o mobiliario que pueda ser tocado por el público en algún momento.

Los mercados y supermercados deben por razones de interés colectivo implementar un servicio de entrega a domicilio, para asegurar el abastecimiento de alimentos a la población sin exponerlos a un posible contagio.

101. Restaurantes y comedores

Dependiendo del país, los restaurantes, comedores y comercios que preparan comidas pueden ser considerados o no dentro de los sectores prioritarios que pueden seguir funcionando en medio de la cuarentena por la pandemia de COVID-19.

Sin embargo, en la mayoría de países se han aplicado restricciones al funcionamiento de estos locales, debido a que favorecen la congregación de una cantidad de público que puede superar en muchos casos las 15 personas a la vez.

Al igual que en los casos de supermercados y abastos, en muchos países las autoridades han exhortado a los restaurantes a implementar servicios de entrega a domicilio, como una forma de evitar la exposición de las personas a la COVID-19.

102. Cines y teatros

El funcionamiento de los cines, teatros y sitios de entretenimiento de masas debe quedar totalmente prohibido en el marco de la lucha contra la pandemia de COVID-19. Estos lugares concentran a gran cantidad de personas en un espacio reducido, lo que favorece el contagio. En prácticamente todos los países que han aplicado cuarentena por motivo de la COVID-19 se han emitido regulaciones que ordenan el cierre de este tipo de sitios de entretenimiento.

La OMS ha recalcado que cualquier sitio de entretenimiento donde se aglomere público es un foco potencial de riesgo de diseminación del coronavirus SARS-CoV-2. Por lo tanto, se resalta el llamado a las autoridades a no favorecer que sigan funcionando hasta que se declare el fin de la pandemia.

103. Ascensores y escaleras

Se recomienda evitar el uso de ascensores durante la pandemia de COVID-19, pues los mismos son espacios reducidos donde puede concentrarse una importante carga viral si los usa una persona enferma que no esté debidamente protegida con mascarilla y guantes.

Aunque los ascensores cuentan con sistemas de ventilación, en la gran mayoría de casos el flujo de aire que estos producen es insuficiente para renovar rápidamente el aire viciado por aire fresco.

De esta forma, las gotículas emitidas por un enfermo al respirar o toser pueden mantenerse un largo período de tiempo suspendidas dentro de los ascensores.

La botonera o panel de control de un ascensor es otro foco potencial de contagio, si lo llega a usar una persona enferma cuyas manos están contaminadas con el virus.

En edificios donde su uso es inevitable, la OMS recomienda limitar la cantidad de personas que abordan los ascensores a la que permita mantener una distancia de 1 metro de distancia una de la otra.

También se recomienda desinfectar sus superficies internas, especialmente los paneles de control y botones de llamada en cada piso, varias veces al día con soluciones a base de alcohol concentrado.

En el caso de las escaleras, tanto manuales como mecánicas, la prioridad es desinfectar la mayor cantidad de veces posible los pasamanos y mantener un distanciamiento de 2 metros entre un usuario y otro.

104. Transporte público y privados

El transporte público es uno de los sistemas que mayor atención requiere de parte de las autoridades sanitarias, por el hecho de que es usado por gran cantidad de personas al mismo tiempo.

En aquellos lugares donde se ha declarado cuarentena total, el transporte público ha sido suspendido temporalmente, incluyendo trenes interurbanos, metros subterráneos, autobuses y servicios de taxi. En las ciudades que aún no restringen el uso de autobuses y metro, las autoridades sanitarias han recomendado reducir el volumen de pasajeros por vagón o unidad, de forma de mantener una adecuada separación personal.

También se ha recomendado implementar sistemas de desinfección para vagones, autobuses, taxis y cualquier otro vehículo usado como medio de transporte masivo.

Por su parte, el uso de transporte privado se mantiene como una forma segura de trasladarse en medio de la pandemia, siempre y cuando su uso no viole las restricciones de tránsito de personas y vehículos durante la cuarentena.

105. Vuelos y aeropuertos

El transporte aéreo demostró ser la principal vía de difusión de la COVID-19 desde China hacia el resto del mundo.

Tras la aparición del primer brote de COVID-19 en Wuhan, China, entre finales de diciembre de 2019 y enero de 2020, muchos países desestimaron las primeras recomendaciones de científicos e investigadores de limitar o suspender los vuelos hacia y desde China. Esto favoreció que miles de personas, tanto sanas como contagiadas con o sin síntomas, viajaran de un continente a otro.

Los primeros casos registrados fuera de China, en Corea del Sur, Japón, Italia y otros países, fueron en general de personas que habían viajado a Wuhan y regresado en avión. El primer caso en Estados Unidos también fue de una persona que había regresado por vía aérea desde China.

Los aeropuertos son quizás el mayor problema sanitario que enfrentan los gobiernos para controlar la llegada de la COVID-19 a sus territorios, al igual que ocurrió con pandemias anteriores como el AH1N1 y el SARS. En estas instalaciones se aglomeran en espacios cerrados grandes cantidades de personas durante horas, lo que es un foco de contagio permanente.

Actualmente la mayoría de países de Europa, Latinoamérica y Estados Unidos mantienen un cierre de vuelos internacionales, con excepción de los que están dirigidos a repatriar ciudadanos varados en otros países.

Si por alguna razón se debe tomar un vuelo, es importante usar equipo de protección como mascarilla, pantalla facial, guantes y traje protector, así como revisar temperatura corporal y signos vitales.

Además, en los aeropuertos que mantienen operaciones de repatriación de nacionales o transporte de medicinas y carga se deben aplicar pruebas rápidas a tripulación y pasajeros de las aeronaves y establecer áreas para la cuarentena de los viajeros que quedan varados por el cierre de fronteras.

106. Puertos y cruceros

Los cruceros de turismo representan un riesgo elevado de contagio de enfermedades virales y bacterianas, por varias razones. A la masiva concentración de pasajeros, incluso de miles en algunos barcos modernos, se une el hecho de que su interior es una especie de ecosistema cerrado donde el aire potencialmente contaminado con virus y patógenos recircula a través de decenas de camarotes, salas y cubiertas antes de ser renovado desde el exterior.

En el marco de la pandemia de COVID-19 se reportaron varios casos de cruceros de lujo en Asia, Europa y Estados Unidos donde se informó la presencia de pasajeros contagiados, muchos de ellos tras haber visitado China y otros países asiáticos.

En la mayoría de los casos los pasajeros no pudieron ser desembarcados para recibir atención médica, debido a la negativa de distintos gobiernos de permitir que estas naves atracaran en sus puertos. Esto llevó a la muerte a muchos de los pasajeros enfermos, principalmente los de mayor edad.

Actualmente los viajes en crucero están prácticamente prohibidos por razones sanitarias y a la luz de la experiencia vivida al inicio de la pandemia. Los puertos de carga y descarga también son centros neurálgicos desde el punto de vista epidemiológico. Durante el pico de la cadena de contagios en China se llegó a cerrar toda operación portuaria turística y comercial y solo se reabrieron de manera limitada al bajar el número de nuevos casos a mediados de abril.

Sin embargo muchos países en desarrollo, dependientes de las importaciones, no pueden tomar este tipo de medidas de cierre de puertos porque estos son su única vía de ingreso de alimentos y productos básicos. En estos casos, la OMS ha recomendado implementar aduanas sanitarias para la revisión de tripulaciones y la desinfección de equipos y carga que llegue a bordo de los barcos.

Las personas que deban viajar por barco son sometidas a una revisión estricta antes de abordar y deben cumplir un período de cuarentena al llegar a destino

107. Escuelas y universidades

El sector educativo es otro punto neurálgico en la prevención sanitaria de la COVID-19, por lo que prácticamente para mediados de marzo todos los países del mundo habían ordenado la suspensión de clases desde el nivel inicial hasta el universitario.

La OMS ha recalcado la importancia de esto, pues si bien los adultos mayores de 60 años tienen más riesgo de complicaciones por COVID-19, los jóvenes tienen las mismas posibilidades de contagiarse que un adulto mayor.

Además, se han reportado muertes de jóvenes desde pocos meses de vida hasta los 18 años y muchos de los contagiados están en el rango de los 25 a 49 años.

La disponibilidad de la internet y recursos electrónicos para el manejo de información permiten que la educación de niños y jóvenes continúe en hogar, a través de clases virtuales y el aprendizaje en línea.

En el marco de la pandemia por COVID-19, más de 130 países implementaron una suspensión de clases presenciales y su continuación a través de aulas virtuales o por vía electrónica.

De esta manera se garantiza la continuidad y finalización de los períodos regulares de educación primaria y secundaria, así como el avance de los cursos de pregrado y postgrado universitario.

En este sentido, la OMS ha recomendado a los países que aún no implementan clases online a buscar alternativas que permitan la continuación de la educación de niños y jóvenes en sus hogares y evitar exponerlos a un contagio masivo si asisten a las escuelas y universidades durante la pandemia.

Parte X. Resumen de hechos y controversias clínicas

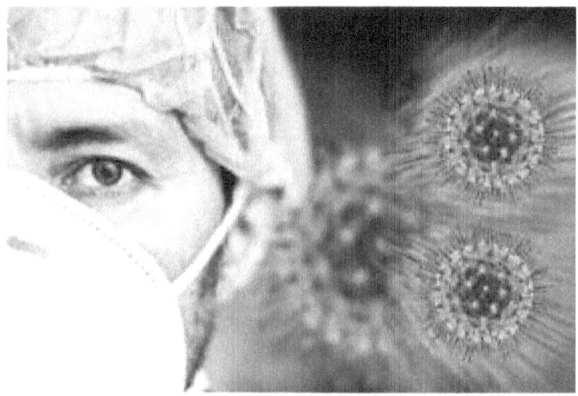

En esta última parte del segundo volumen del libro, el autor se dedica a aclarar algunos puntos controversiales sobre evolución clínica, diagnóstico, tratamiento y medidas de prevención, para complementar toda la información ya expuesta.

El libro cierra con una visión de las posibles perspectivas para el futuro del mundo luego de controlar la infección por SARS-CoV-2 y la enfermedad COVID-19

108. Aclaratorias sobre la COVID-19

El lavado de manos con jabón, hipoclorito de sodio y el alcohol antiséptico eliminan el virus

Estos tres métodos son efectivos para eliminar el virus, siempre y cuando se apliquen bien. En el caso de las manos el lavado deberá ser durante al menos 30 segundos frotando bien el dorso y los espacios entre los dedos.

El hipoclorito de sodio es muy útil para esterilizar superficies potencialmente contaminadas por contacto de alguna persona contagiada. En el caso del alcohol antiséptico, solo es efectivo si su concentración es mayor al 60%, es capaz de inactivar el virus luego de 1 minuto.

La cuarentena, el distanciamiento social y el uso de máscaras evitarán contagiarnos

La infección de COVID-19 ocurre cuando las gotículas nasales emitidas por un enfermo al toser, respirar o estornudar llegan hasta las membranas mucosas (nariz, boca, conjuntiva) de una persona sana.

Aunque parezcan simples, estas tres medidas usadas en conjunto son muy útiles para reducir la posibilidad de contagio al cortar el ciclo de transmisión de persona a persona del SARS-CoV-2.

La mayor utilidad de las mascarillas está en que frenan gran parte de las gotículas con carga viral expelidas por personas infectadas, tengan o no síntomas de COVID-19. La distancia social y la cuarentena en casos sospechosos ayudan notablemente a frenar el avance de los contagios entre grupos de personas, muy importante en centros poblados y grandes ciudades.

Los contagiados sin síntomas pueden transmitir el SARS-CoV-2

Un pequeño porcentaje de las personas infectadas por el SARS-CoV-2 no llegan a desarrollar síntomas visibles de la enfermedad o tardan más tiempo en mostrarlas. Sin embargo, pueden contagiar a otras personas cercanas a través de las gotículas respiratorias que el infectado expele al hablar, respirar o estornudar.

Algunos estudios han concluido que una persona infectada puede transmitir la enfermedad a otros entre 2 a 5 días antes de mostrar algún síntoma. Además, se encontró que la carga viral de estos pacientes asintomáticos es similar a la de los pacientes con síntomas leves o moderados.

Se trata de una simple gripe que ataca a personas mayores con defensas bajas

Las estadísticas recogidas en China y España, países muy afectados por la pandemia, señalan que el mayor número de infectados se ubicaron en el rango de edad entre los 20 y los 79 años de edad, con una muy baja tasa de infección entre los de 0 a 19 años. Por lo tanto, se considera que el SARS-CoV-2 puede infectar a personas de cualquier edad, incluso si están en buen estado de salud y su sistema inmunológico funciona correctamente.

Solo las personas mayores y las personas con afecciones médicas previas se complican y fallecen

Las estadísticas manejadas por la OMS señalan que la mayor tasa de complicaciones y mortalidad por la COVID-19 se presenta entre el grupo de personas mayores de 60 años o con enfermedades subyacentes como diabetes, hipertensión o enfermedades cardiovasculares. Sin embargo, esta mortalidad no está limitada exclusivamente a este grupo, pues también hay un gran porcentaje de infectados con edades entre los 20 a 59 años.

Los niños y jóvenes sanos son menos susceptibles a la enfermedad COVID-19

Aunque las estadísticas de los casos reportados a nivel mundial señalan una menor incidencia de la enfermedad entre los niños de 0 a 10 años, esto no implica que sean menos vulnerables a la infección o puedan desarrollar complicaciones.

Se ha encontrado que la posibilidad de contagio es igual a todas las edades, existan o no condiciones médicas previas. En muchos países, no se hacen pruebas en niños con síntomas respiratorios, lo que puede incidir en las estadísticas de COVID-19 en ese grupo.

Actualmente hay varios estudios en marcha para identificar si existe o no algún tipo de mecanismo natural que de mayor resistencia a los organismos jóvenes de los adultos y adultos mayores ante la invasión celular por parte del SARS-CoV-2.

Diferencia entre respuesta inflamatoria protectora e hiperinflamatoria

Como reacción inicial a una infección o herida, el cuerpo activa un mecanismo inmune inflamatorio que ayuda a repeler los agentes patógenos y a reparar los tejidos.

En el caso de los infectados por COVID-19 que desarrollan síntomas leves o moderados, se hace presente algún tipo de inflamación en los tejidos pulmonares, que son los primeros en ser atacados por el coronavirus SARS-CoV-2. Esta inflamación apunta a proteger al organismo contra el avance de esta infección.

Sin embargo, en muchos casos la COVID-19 provoca una respuesta hiperinflamatoria que prácticamente inunda los pulmones con líquido y que produce a su vez fallas multiorgánicas o la muerte.

Esta reacción se asemeja a lo que ocurre en pacientes con enfermedades autoinmunes en etapas avanzadas o que sufren infecciones graves.

Los pacientes con COVID-19 pueden pasar de tener síntomas similares a un cuadro viral normal a sufrir un proceso inflamatorio extremo en un período de tiempo muy corto. Además de los pulmones, otros órganos como el corazón también son afectados por este proceso hiperinflamatorio.

El uso de algunos medicamentos para el tratamiento de la artritis reumatoide, como el tocilizumab, ha dado buenos resultados en pacientes graves que estaban iniciando un proceso inflamatorio severo.

En la mayoría de casos, se evitó tener que intubarlos tras normalizarse la función pulmonar con el uso de este medicamento.

Tormenta de citoquinas y linfohistiocitosis hemofagocítica

La COVID-19 provoca en los pacientes graves una respuesta inmunitaria exagerada y sin control denominada "tormenta de citoquinas". En su lucha contra el agente infeccioso, el sistema inmune destruye las células del epitelio pulmonar, provocando que los pulmones se inflamen y llenen de líquido y flema. Esto provoca a su vez una insuficiencia respiratoria o una sepsis que puede resultar mortal.

Se considera que la tormenta de citocinas fue responsable de muchas muertes en las pandemias de Gripe Española de 1918 y de SARS en 2003. La autopsia de algunos fallecidos por COVID-19 mostró que sufrieron un síndrome hiperinflamatorio conocido como linfohistiocitosis hemofagocítica secundaria (SHLH). La SLHS puede aparecer en adultos afectados por infecciones virales, quienes sufren una hipercitoquinemia fulminante, así como la insuficiencia de varios órganos a la vez, incluyendo los pulmones, con resultados mortales.

Eje renina angiotensina aldosterona: ECA vs ECAII

El eje renina angiotensina aldosterona (RAAS) es un cascada de péptidos vasoactivos que participan en procesos fisiológicos claves.

El SARS-CoV-2 entra a las células del epitelio pulmonar usando como receptor a la enzima convertidora de angiotensina 2 (ECAII).

La enzima ECAII paticipa fisiológicamente en la función del RAAS pero también funciona como un receptor para el coronavirus. De hecho, se considera que la carencia de receptores ECAII en los niños y jóvenes sanos podría explicar por qué la COVID-19 no parece afectarlos tanto como a los grupos de mayor edad.

Algunos expertos han puesto en discusión la conveniencia de seguir administrando medicamentos hipertensivos, que actúan como inhibidores del eje RAAS, a los pacientes con COVID-19.

La opinión es que no está claro cómo los bloqueadores RAAS afectan los niveles y actividad del ECAII y por lo tanto, en lugar de mejorar la resistencia del paciente a la infección se podría conseguir el efecto contrario.

Sin embargo, otros autores consideran que retirar estos bloqueadores podría poner en peligro la salud de pacientes con COVID-19 con complicaciones previas como insuficiencia cardíaca, infarto al miocardio y otras cardiopatías crónicas,

¿Ayuda suspender los tratamientos para la hipertensión, diabetes y artritis reumatoide?

En los pacientes con diabetes e hipertensión la COVID-19 puede provocar graves desequilibrios que ponen en riesgo su vida, por lo que no se aconseja alterar o suspender el tratamiento para controlar estas condiciones.

En el caso de enfermedades autoinmunes como la artritis reumatoide y otras que requieren tratamientos con corticoides, los médicos han encontrado que algunos medicamentos interrumpen la respuesta inflamatoria del cuerpo ante la infección por COVID-19.

Esto puede ser útil en casos graves donde esté presente una inflamación peligrosa de los tejidos pulmonares. En todo caso, suspender estos medicamentos dependerá de la decisión del médico tratante exclusivamente.

Pérdida del olfato y el gusto como síntoma inicial

Pacientes con COVID-19 en todo el mundo han reportado la pérdida casi total del sentido del olfato y el gusto al inicio de la enfermedad, incluso antes que aparecieran los síntomas más típicos como fiebre, tos seca, cansancio y dificultad para respirar.

Un estudio publicado en abril de 2020 en California, Estados Unidos, confirmó que la pérdida de estos sentidos fue común en el 80 % de los afectados de COVID-19. Sin embargo, también se encontró que los pacientes recuperaron el gusto y olfato entre 2 a 4 semanas después de la infección.

Señales de alarma útiles para enfermos leves aislados en su hogar para evitar morir en casa

Los pacientes con cuadros leves que cumplen cuarentena en su hogar solo requieren descanso, hidratación y buena alimentación durante el período de 2 a 4 semanas que puede tardar en ceder la infección por coronavirus.

Sin embargo, si en algún momento aparecen síntomas como vértigo, tonalidad azul en las uñas y labios, dolor torácico y dificultad para respirar, se debe buscar ayuda médica de inmediato pues éstas son señales de posibles complicaciones en pulmones y sistema circulatorio.

Diferencias en la patogénesis, clínica y tratamiento entre las fases de COVID-19

La COVID-19 tiene algunas diferencias importantes con respecto a otras enfermedades por coronavirus como el SARS y el MERS. La primera es su altísima tasa de contagio, que contrasta con su baja tasa de mortalidad.

La fatalidad de la COVID-19 se sitúa entre el 1,5 y 2,4% de los casos, en comparación con el SARS y el MERS, que tuvieron tasas fatales del 11 y 30 por ciento, respectivamente. Aunque los síntomas iniciales son similares, (fiebre, tos seca y dificultad respiratoria), la COVID-19 también incluye pérdida de olfato y gusto, malestares estomacales y vértigo.

Debido a que la mayoría de pacientes de COVID-19 tienen síntomas leves, pueden cumplir reposo en su casa, mientras que en el SARS y el MERS todos los afectados tuvieron síntomas graves que ameritaron su hospitalización inmediata.

Todas las neumonías necesitan de radiografías, ultrasonidos y tomografías

El protocolo de atención a pacientes con COVID-19 señala que se les debe hacer una radiografía de tórax y un análisis de oxígeno en sangre como forma de evaluar si tienen riesgo de sufrir complicaciones respiratorias, como la neumonía.

Los pacientes con neumonía deben someterse a estudios radiológicos y de ultrasonido para hacer seguimiento al daño provocado en los pulmones por la COVID-19.

Estos estudios permiten saber también cuánta superficie pulmonar ha sido afectada por la acumulación de flema y la inflamación del epitelio pulmonar, así como determinar el nivel de evolución y respuesta ante los tratamientos aplicados.

Diferencia entre RT-PCR y las pruebas rápidas para diagnóstico de SARS-CoV2

La prueba RT-PCR o "Reacción en Cadena de la Polimerasa" se usa para diagnosticar la presencia de infección a través de la detección de un fragmento del material genético del patógeno causante, sea un virus o una bacteria.

En el caso de la COVID-19, la prueba RT-PCR se aplica en muestras tomadas de las vías respiratorias superiores del paciente. El objetivo es detectar un fragmento genético del SARS-CoV-2, es decir, una molécula de ARN correspondiente a este coronavirus.

La prueba RT-PCR requiere varias horas para mostrar el resultado, pero tiene una alta tasa de acierto.

Por su parte las pruebas rápidas de diagnóstico no detectan la presencia del coronavirus causante de la COVID-19, sino que en su lugar detectan los anticuerpos producidos por el organismo infectado por SARS-CoV-2, a través de un método reactivo y visual basado en colores, similar a las pruebas de embarazo. Solo se necesita analizar una muestra de sangre. El resultado se obtiene en apenas 15 minutos.

Procalcitonina como marcador de infección bacteriana

Procalcitonina es un polipéptido sérico presente en bajas cantidades en el plasma sanguíneo, que aumenta considerablemente su nivel poco tiempo después de presentarse una infección bacteriana sistémica grave como la meningitis, shock séptico o la sepsis.

En los casos de infecciones bacterianas localizadas como la pielonefritis y la neumonía, su nivel aumenta de manera moderada, mientras que permanece estable en los casos de infección viral o colonización bacteriana.

Por tal razón, la procalcitonina (PCT) es considerada actualmente el mejor marcador de la presencia de infecciones bacterianas, superando en efectividad al recuento de leucocitos, proteína C reactiva o interleucinas.

Diferencia entre síntomas extrapulmonares y falla multiorgánica

La presencia de dolores abdominales, diarrea y vómitos fue reportada por muchos pacientes con síntomas leves a moderados de la COVID-19 durante la fase inicial de la enfermedad.

Un porcentaje de estos no desarrolló otros síntomas de la COVID-19 como fiebre, tos o dificultad respiratoria, pero mantuvieron los problemas abdominales durante toda su convalecencia.

En el caso de los pacientes graves, los principales problemas no relacionados con los pulmones fueron la falla renal, insuficiencia hepática, miocarditis y problemas neurológicos derivados de la hipertensión.

Predictores de gravedad o mortalidad que permiten tomar acciones médicas adelantadas

Distintos estudios de casos de la COVID-19 en China y Europa concluyen que hay un conjunto de predictores de gravedad o mortalidad entre los pacientes infectados que deben ser consideradas por los equipos médicos al decidir el tratamiento a aplicar. Entre estos se incluyen la edad del paciente, la presencia de condiciones médicas o enfermedades subyacentes, la aparición de infecciones secundarias y la aparición de indicadores inflamatorios elevados en los análisis de sangre.

Otros predictores de gravedad o mortalidad son la leucocitosis, la elevación de la alanino amino transferasa (ALT) y la láctato deshidrogenasa (LDH), el aumento en el tiempo de protrombina y la elevación de niveles de procalcitonina, ferritina sérica o interleucina 6. Los pacientes con mayor puntuación SOFA también desarrollaron complicaciones graves o mortales.

¿Cuándo usar olsaltamivir y otros antivirales?

Debido a que la COVID-19 es una enfermedad aguda autolimitada, muchos pacientes con síntomas leves a complicados están recibiendo tratamientos con antivirales como estrategia para acortar la duración de los síntomas y reducir su gravedad. Este tipo de estrategia ha sido usada con éxito en el pasado en enfermedades como el Ebola, Hepatitis B y Ce, VIH y el SARS.

En estos momentos hay más de 30 medicamentos antivirales en prueba para determinar su grado de efectividad contra el COVID-19, pero todos los investigadores coinciden en que son más eficientes si se aplican al aparecer los primeros síntomas.

Uso de ivermectina o nitazoxanida

La ivermectina ha sido usada con éxito en el tratamiento de virus del dengue, Zika y gripe y tiene la ventaja de tener pocos efectos secundarios. Un estudio hecho por investigadores australianos indica que aplicado en cultivos de células infectadas, este fármaco reduce considerablemente en solo 24 horas la carga de coronavirus SARS-CoV-2. Además, en 48 horas esta carga desaparece totalmente o cesa la propagación.

Sin embargo, no se ha realizado pruebas en humanos infectados con SARS-CoV-2 y se desconoce aún la dosis requerida para lograr un resultado similar al de laboratorio. Por su parte hay propuestas de usar el antiparasitario nitazoxanida en los casos leves de COVID-19. Este medicamento ya fue usado con resultados prometedores en el tratamiento de la hepatitis C.

Uso de azitromicina, cloroquina e hidroxicloroquina

La cloroquina es un medicamento usado en el tratamiento de la malaria y enfermedades autoinmunes como el lupus o la artritis reumatoide, que parece tener un efecto antiviral contra el SARS-CoV-2 pues altera el pH de los lisosomas celulares, donde el virus se multiplica. También tiene efectos anti-inflamatorios que reducen la posibilidad de daños pulmonares a causa de la tormenta de citoquinas.

La hidroxicloroquina es un fármaco basado en la cloroquina pero con algunas diferencias químicas. Sin embargo, su uso no ha sido aprobado por la OMS aunque el gobierno estadounidense lo aprobó bajo un decreto de emergencia sanitaria a finales de marzo de 2020.

Ambos medicamentos pueden provocar efectos secundarios como cefalea, pérdida de apetito, vómitos y erupciones cutáneas y combinados con azitromicina pueden provocar arritmias cardíacas.

Utilidad del plasma fresco o las inmunoglobulinas de pacientes recuperados

Actualmente se realizan estudios para determinar si el plasma sanguíneo fresco y las inmunoglobulinas extraídas de pacientes recuperados de COVID-19 pueden ser útiles para aumentar la respuesta inmune de pacientes sanos o disminuir los síntomas en los infectados. Esto se basa en algunas experiencias previas con el Ebola, así como en la lucha contra la varicela.

Durante todo el mes de abril, empresas de Estados Unidos y Europa adelantan la recolección de plasma de pacientes recuperados de COVID-19, rico en anticuerpos. Esperan disponer de la primera terapia a base de inmunoglobulina contra el SARS-CoV-2 después de julio de 2020.

Temporalmente, EE.UU. autorizó la transfusión de plasma de pacientes recuperados a pacientes muy graves, como medida extrema para salvar sus vidas a través de la sobrestimulación de su sistema inmune.

Uso de interferones, anticuerpos monoclonales e inmunoglobulinas intravenosas

Los interferones están siendo probados y aplicados en el tratamiento de la COVID-19 como una forma de estimular rápidamente la capacidad de reacción del cuerpo ante infecciones por virus como el SARS-CoV-2. Los anticuerpos monoclonales han sido usados por años en el tratamiento de cáncer y recientemente salieron a la luz como una forma efectiva de combatir al Ebola.

Científicos italianos estudian la forma de obtener anticuerpos monoclonales específicos para el SARS-CoV-2, lo que requerirá un tiempo más corto que el desarrollo de una vacuna. Para esto se utilizan las células B de pacientes recuperados de la enfermedad.

Por su parte las inmunoglobulinas intravenosas han sido útiles para combatir infecciones en pacientes en shock séptico o sepsis y ahora se investiga la forma de usarlas para atacar específicamente al SARS-CoV-2.

Estados Unidos autorizó esta investigación y trabaja con algunas empresas europeas para producir plasma convaleciente, rico en anticuerpos, tomado de pacientes recuperados de COVID-19.

Troponinas, enzimas, daño endotelial, daño cardíaco e infarto agudo del miocardio

En pacientes mayores afectados por la COVID-19 que padecían de enfermedades cardiovasculares subyacentes se encontró que estos presentaban signos de un aumento en los daños al tejido del corazón que podía derivar en un daño miocárdico agudo.

La tormenta de citoquinas provocada por la infección pulmonar en muchos casos provocó la muerte por miocarditis fulminante. También se ha encontrado que la COVID-19 provoca una mayor tensión en los tejidos del corazón por la caída en los niveles de oxígeno en sangre debido a la afectación de los pulmones.

Prioridad de la protección del personal ante una parada cardiorrespiratoria

El personal sanitario fuera del centro de salud, como el de ambulancias y servicios similares, debe estar protegido con trajes de protección individual antes de atender a cualquier paciente sospechoso o confirmado de COVID-19 que sufra un paro cardiorespiratorio (PCR).

Se debe evitar todo procedimiento de resucitación si el personal no tiene puesto el equipo de protección individual básico, como son mascarilla, gafas, guantes y bata. Se debe evitar en todo momento la práctica de comprobar la respiración del paciente o aplicar respiración boca a boca. El uso de un desfibrilador puede reanimar rápidamente al paciente y evitar la aplicación de compresiones torácicas y respiración boca a boca. En caso de que no ocurra esto, se debe limitar a aplicar compresión torácica solamente.

En los entornos hospitalarios, el personal sanitario deberá utilizar todos los implementos de protección contra el contagio de COVID-19 y procurar la entubación orotraqueal lo más rápido posible mientras se realizan compresiones torácicas o se aplica un desfibrilador.

Mejorar vía aérea en paro: máscaras laríngeas e intubación entotraqueal

Los pacientes con COVID-19 que necesiten auxilio respiratorio por un PCR pueden infectar al personal sanitario al recibir respiración boca a boca, intubación traqueal, traqueostomía, ventilación no invasiva o ventilación con bolsa-mascarilla.

Si se usa una máscara laríngea se debe aplicar un filtro a esta para evitar la salida de gotículas respiratorias del paciente al aire. Apenas sea posible se debe dar auxilio respiratorio con intubación entotraqueal, procurando en todo momento tener puestos los elementos de protección personal como mascarilla, pantalla facial, guantes y bata integral.

En reanimación cardíaca: desfibrilación, técnica de masaje cardíaco en pronación, medicación

La alta capacidad de contagio de la COVID-19 obliga a cambiar los métodos usados para la reanimación de pacientes en paro cardiorespiratorio, de manera de proteger al personal sanitario.

Los procedimientos de reanimación realizados fuera del ambiente hospitalario deben basarse en lo posible en el uso de desfibriladores externos automáticos (DEA), en lugar de las técnicas de masaje cardíaco o compresión manual tradicionales. De esta forma aumenta la posibilidad de que el paciente reaccione y se evite tener que mantener mayor contacto físico.

Entre los procedimientos adoptados para ayudar a la respiración de pacientes con insuficiencia respiratoria aguda, destaca el decúbito prono. Esto alivia la presión sobre los pulmones y ayuda a aumentar el nivel de oxígeno en sangre, lo que reduce la necesidad de intubar al paciente.

En muchos casos de pacientes graves por COVID-19 que sufrieron paros respiratorios mientras estaban en pronación, se ha aplicado una técnica similar a la usada para la reanimación de bebés lactantes.

En este caso, se coloca una superficie dura bajo el pecho del paciente mientras se aplica presión rápida o una serie de golpes en su espalda, para lograr la compresión torácica que ayude al corazón a salir de la arritmia o recuperar su latido.

La medicación de un paciente con COVID-19 que ha pasado por una reanimación cardiopulmonar es un tema delicado. Algunos pacientes están siendo tratados experimentalmente con cloroquina y similares han sufrido arritmias cardíacas, por lo que si pasan por un PCR se desaconseja seguir aplicando este medicamento para evitar daños mayores.

Hasta el momento los médicos han concordado en la importancia de que los pacientes con COVID-19 con problemas cardíacos continúen recibiendo los medicamentos para estas condiciones para reducir la posibilidad de aumentar el daño al corazón y vasos.

Antes del daño cardíaco: ecocardiograma, angiografía coronaria intervencionista y trombolisis

Una de las lecciones aprendidas de la pandemia de COVID-19 es que los pacientes con condiciones subyacentes previas como hipertensión o síndrome coronario agudo (SCA) tienen un elevado riesgo de complicaciones graves e incluso de muerte.

Esto ha obligado a los profesionales de la salud a replantear los protocolos establecidos para la atención de pacientes coronarios afectados por COVID-19.

Un gran porcentaje de casos graves de esta enfermedad se relaciona con pacientes que sufren cardiopatías, quienes suelen presentar una elevación de troponinas de entre un 8 a 12%.

Además enfrentan el riesgo de desarrollar una miocarditis.

Por tal razón, los servicios de salud deben priorizar el uso de procedimientos no invasivos al evaluar clínicamente a un paciente con riesgo de SCA o daño cardíaco que esté afectado por COVID-19.

Se debe ser cuidadoso a la hora de decidir realizar angiografías coronarias intervencionistas o cualquier procedimiento invasivo y los expertos recomiendan realizarlas solo si se sospecha un SCA de alto riesgo o la recurrencia de isquemia aún cuando se aplique tratamiento.

Sin embargo, lo más importante y recomendable es hacer este tipo de procedimientos solo si el paciente afectado por COVID-19 tiene un buen pronóstico en su cuadro infeccioso.

Ayuda al efecto inmunomodulador de las estatinas: el propoleo, las gotas homeopáticas y el levamisol

Una estrategia propuesta en la lucha contra la COVID-19 es aplicar medicamentos anti-inflamatorios junto a estimulantes del sistema inmunológico, o inmunoestimuladores. El fármaco antihelmíntico levamisol ha sido considerado para esto por sus propiedades inmunomoduladoras, que ayudan a aumentar el número de linfocitos y refuerzan la capacidad de defensa del organismo.

Además puede unirse a la proteasa tipo Papaína (PL-pro) presente en la superficie del SARS-CoV-2 y reducir su capacidad para infectar las células humanas. También hay propuestas para usar productos naturales como el propóleo, producido por las abejas, que tiene alto contenido de hierro, aluminio y sustancias antisépticas.

A esto se suma el uso de gotas homeopáticas basadas en hierbas que han demostrado por siglos tener propiedades para ayudar al sistema inmunológico. Sin embargo, se considera que estas terapias son alternativas y no atacan directamente la infección de COVID-19 sino solo ayudan al cuerpo a tener mayor resistencia a las enfermedades en general.

Aumentar las defensas: vitamina D, sueros del complejo B y sobredosis de vitamina C

Aunque no se ha encontrado una relación directa entre el consumo de vitaminas y la protección contra la infección de SARS-CoV-2, algunos estudios señalan que una terapia a base de dosis altas de vitamina D podría ayudar a disminuir la tasa de contagios en adultos jóvenes y adultos mayores.

Esto se basa en estudios hechos sobre la incidencia de casos en países con menor o mayor exposición a la luz solar, que encontró que los países tropicales suelen mostrar un ritmo de contagio mucho menor que los países del hemisferio norte.

El consumo de vitamina C o de complejo B no parece tener mayor incidencia en el tratamiento de la COVID-19, aunque se recomienda su consumo para mantener un sistema inmunológico saludable.

Las vacunas eficaces pueden estar disponibles en menos de 2 años

Expertos de todo el mundo aseguran que el SARS-CoV-2 no podrá ser erradicado totalmente, por lo que urge crear una vacuna para proteger a la población. En enero de 2020 se difundió el genoma del coronavirus SARS-CoV-2, responsable de la COVID-19, y se iniciaron los primeros experimentos para crear una vacuna contra esta enfermedad.

Más de 25 empresas y laboratorios de todo el mundo trabajan en el desarrollo de una vacuna efectiva contra la COVID-19, con apoyo de gobiernos e instituciones públicas y privadas. Se estima que la primera vacuna podría estar lista en unos 18 meses, es decir, para el segundo semestre de 2020.

Gracias a la colaboración internacional, este plazo es mucho menor que lo requerido normalmente en una vacuna nueva, que puede requerir hasta 10 años de investigación y pruebas.

¿Afecta al embarazo, el parto y al recién nacido?

Estudios hechos en Wuhan, China, a mujeres embarazadas contagiadas con COVID-19 no encontraron señales de transmisión del virus de madre a feto durante la gestación. Esto implica que la formación del feto no se ve afectada por el SARS-CoV-2 ni existe riesgo directo de que el recién nacido contraiga la infección por vía uterina. Sin embargo, si se registraron fallecimientos de mujeres embarazadas que previo a contraer la COVID-19 ya habían desarrollado complicaciones propias del embarazo como la diabetes gestacional o tensión alta.

También se han registrado casos de contagios en niños lactantes menores de 1 año, que en algunos casos desarrollaron síntomas graves. En las embarazadas con síntomas leves o asintomáticas el parto se pudo realizar de manera normal, pero las que presentaban complicaciones respiratorias debieron ser sometidas a cesáreas para evitar riesgos a la vida de madre y niño.

¿Los niños infectados tendrán problemas de desarrollo psicomotor e mental?

Hasta el momento se desconoce si la COVID-19 deja secuelas a largo plazo en el desarrollo intelectual y psicomotor de los niños infectados, aunque hay varios estudios en marcha sobre este tema.

Se sabe que la COVID-19 tiene algunas complicaciones neurológicas, como la pérdida del gusto y el olfato, que suele recuperarse entre 2 a 4 semanas después de terminar la infección. Hasta un 36% de los infectados muestran esta pérdida de gusto y olfato u otra manifestación neurológica como vértigo y cefalea. En los casos graves se ha reportado la pérdida del control involuntario de la respiración.

¿Los pacientes recuperados son inmunes al SARS-CoV-2?

Hospitales de China y Corea del Sur que atendieron a pacientes con COVID-19 en el punto más alto de la pandemia reportaron casos de reinfección en pacientes que habían sido dados de alta.

Actualmente hay varios estudios en marcha que parecen indicar que el cuerpo humano no desarrolla inmunidad total contra la COVID-19, por lo que se ha recomendado a los pacientes recuperados seguir las medidas sanitarias de higiene y prevención del contagio, sobre todo si mantienen contacto con personas enfermas en sus hogares.

¿Los pacientes recuperados pueden dejar el aislamiento y el uso de máscaras?

Debido a la posibilidad de que los pacientes recuperados se reinfecten con COVID-19, la OMS ha recomendado que las personas dadas de alta sigan aplicando las medidas de prevención contra el contagio. Esto incluye usar mascarillas y guantes al salir a la calle y mantener la distancia social recomendada al resto de la población.

Además, se ha encontrado que algunos pacientes con síntomas leves de la COVID-19 continuaron siendo contagiosos hasta 8 días después de haber cesado los síntomas. Por esta razón, se aconseja que los pacientes recuperados mantengan el aislamiento social y las medidas de precaución por al menos 14 días adicionales, especialmente si comparten hogar con personas no infectadas.

Deja secuelas funcionales o fibrosis pulmonar en pacientes recuperados

Estudios hechos a pulmones de pacientes graves o fallecidos por COVID-19 muestran graves daños en los vasos pulmonares, bronquios y bronquiolos a consecuencia de la enfermedad. La COVID-19 destruye en primer lugar las células ciliadas del epitelio pulmonar, responsables de «barrer» las bacterias, polvo y células muertas de los pulmones. Esto provoca una grave acumulación de flema y líquido en los mismos

En los casos severos y mortales se encontró que los pacientes perdieron hasta un 70% de su capacidad respiratoria por la formación de placas denominadas "opacidad de vidrio esmerilado" y por la inflamación del tejido epitelial pulmonar.

También se ha determinado que mientras más tiempo dure la inflamación pulmonar o neumonía, mayor será el daño permanente en los tejidos pulmonares.

109. El mundo después de la COVID-19

Entre todas las pandemias registradas en la Edad Moderna, la enfermedad COVID-19 causada por el coronavirus SARS-CoV-2 es la que sin duda alguna ha marcado más profundamente y en mayor extensión las estructuras sociales del planeta. El grado de infección alcanzado por la COVID-19 fue notorio. En abril de 2020 ya había alcanzado a 2,4 millones de personas en 225 países y territorios y causado 164 mil muertes.

La reacción de gobiernos y población ante la pandemia provocó un cambio profundo en el funcionamiento de la sociedad y de la economía, afectando a más de 4.500 millones de personas. Por primera vez desde la peste negra medieval, países enteros ordenaron la cuarentena total de sus grandes ciudades, el cese de las actividades comerciales o industriales no esenciales y la aplicación de estrictas medidas sanitarias para quienes tuvieran que salir a comprar alimentos, comida o a trabajar.

Lo más lamentable fue la muerte masiva de adultos mayores en países como Italia y España, muchos de ellos en los asilos de ancianos donde esperaban llegar tranquilamente al final de sus vidas. El personal médico fue muy golpeado por la COVID-19, con miles de médicos y enfermeras enfermos o muertos en todo el mundo en solo unos pocos meses.

Sin embargo, la pandemia de COVID-19 también dejará cambios positivos para la sociedad a largo plazo. Por primera vez desde la II Guerra Mundial quedaron en evidencia las deficiencias sanitarias de los países desarrollados, que hasta entonces presumían de ser organizados y eficientes en materia de salud.

Esto obligará a hacer una revisión profunda de sus sistemas de salud, así como del funcionamiento de las organizaciones públicas y privadas que deben velar por la investigación y desarrollo de curas contra las enfermedades.

Todos los países por igual deberán diseñar planes de respuesta para futuros eventos de esta magnitud, así como mejorar la dotación de equipos y medicinas en hospitales y proteger al personal médico, primer frente de batalla en la lucha por salvar vidas ante las enfermedades y los desastres provocados por el hombre y la Naturaleza.

Por primera vez se elevan críticas al funcionamiento de instituciones hasta hoy intocables, como la Organización Mundial de la Salud (OMS) y los Centros de Control de

Enfermedades y se pide mayor democracia en la toma de decisiones en su seno. Otro cambio será visto en el comportamiento de la población, que ahora entenderá la importancia de cuidar las normas de higiene para prevenir la transmisión de enfermedades.

El largo aislamiento social aplicado en las grandes ciudades del mundo cambiará también la forma de interacción entre las personas. Lejos de regresar a las grandes multitudes que han caracterizado los centros urbanos, muchas personas ahora serán más cuidados ante el riesgo de enfermarse. Esto ayudará a reducir la incidencia de enfermedades contagiosas como la influenza, que cada año cobra miles de víctimas en todo el mundo y de la cual nadie habla en este momento.

La naturaleza también saldrá beneficiada de esta situación. El cierre de las grandes ciudades permitió ver en pocos días una reducción en los niveles de contaminación del aire.

En la India, por ejemplo, en solo 15 días de cuarentena el aire se limpió tanto que la cadena montañosa del Everest fue visible desde cientos de kilómetros de distancia por primera vez en más de 60 años. En Venecia, Italia, por primera vez se pudieron ver los peces nadando en las tranquilas aguas de sus canales, limpios de sedimento por primera vez en décadas. Delfines y ballenas fueron vistas diariamente en cercanías de puertos italianos y franceses, mientras que animales silvestres como cabras y jabalíes recorrían las calles de ciudades inglesas y españolas con total tranquilidad. Esta pausa en la actividad humana sirvió para que todos entiendan la belleza de la Naturaleza y la importancia de proteger la flora y fauna que aún nos queda.

En todo caso, lo más importante es que se valorará más la vida humana, pues esta pandemia tocó a miles de familias que sufrieron la enfermedad y muerte de sus abuelos, padres, hijos y hermanos. En pocos meses el mundo entero habrá superado esta pandemia y las enseñanzas adquiridas a nivel científico, social y económico permitirán a la Humanidad prepararse para que no se vuelva a repetir una situación semejante, o reducir su efecto si llega a ocurrir.

Finalmente, no queda sino decir que esta publicación no tiene otro objetivo que servir de guía sobre el estado actual de la pandemia de COVID-19 y lo que se conoce sobre esta enfermedad en este momento. Sin duda alguna, la Humanidad saldrá más sabia de esta situación y solo queda esperar que esta lección sirva para construir un mejor futuro para todos.

Epílogo

Carta final a mis lectores:

Esta es una batalla que ganamos entre todos.

Y así termina este manual pensado para que todos podamos entender mejor al nuevo coronavirus, sus efectos y sus consecuencias.

Al ser una situación nueva y emergente, es posible que mucha de la información incluida en esta guía sea luego actualizada, de acuerdo a la evolución de la pandemia y al avance de las investigaciones.

La urgencia del momento, y la necesidad de difundir lo más rápido que está a nuestro alcance las técnicas actuales para prevenir y controlar al virus, hacen que la publicación de este trabajo sea necesaria e indispensable.

Hasta que esté disponible una vacuna contra la COVID-19 la mejor forma de enfrentarlo es a través de la colaboración, el cuidado y la experiencia compartida. Cuanto más sepamos sobre el nuevo coronavirus, más fácil será detenerlo y menos serán los daños que ocasione.

Esta es una batalla que apenas está comenzando. Aún hay mucho por aprender sobre la COVID-19 y todavía nos queda un largo camino por delante para vencerlo. No obstante, estoy convencido de que lo haremos, como lo hicimos tantas otras veces contra enfermedades incluso más letales.

Esta pandemia es un problema mundial al que se enfrenta toda la humanidad. El virus no reconoce fronteras y nos amenaza a todos por igual, sin distinción de nacionalidad, raza, religión ni posición social.

Vivimos un momento único, de incertidumbre, pánico, miedo y ansiedad, que nos obliga a reinventarnos. Cualquiera que sea el desenlace de esta historia, ya no seremos los mismos.

Sin embargo, como toda crisis, es también una oportunidad. Una oportunidad de ser mejores. De dejar de lado el individualismo y ser más solidarios. De no buscar salvarnos solos y a cualquier precio, y tenderle una mano al otro. De olvidar el "yo" y recordar el "nosotros".

Por más que el coronavirus nos obligue al aislamiento y al distanciamiento físico, hoy tenemos que estar más unidos que nunca.

Que este momento nos sirva para acercarnos más a nuestros familiares y amigos. Que nos ayude a fortalecer la comunicación con nuestros hijos. Que nos enseñe a proteger a nuestros ancianos y que aprendamos a cuidar la salud de nuestro cuerpo y de nuestro planeta.

En ese sentido, espero que ese manual aporte información valiosa a la población en general y al personal de la salud en particular, y sirva para concientizar sobre la importancia de seguir las medidas preventivas para evitar su transmisión.

En opinión de este autor, es factible que la crisis llegue a un control aceptable en octubre de este año, que permita retomar parcialmente la normalidad en actividades laborales, estudiantiles y sociales en general. Aunque, de acuerdo con las perspectivas, y ante la ausencia de vacunas y tratamientos específicos, las personas continuarán enfermándose hasta el año 2022.

Todo terminará por agotamiento de los casos susceptibles. Este virus excederá las posibilidades de atención médica en todas las latitudes. Sin dudas, el mundo es y será otro, después de la pandemia por la COVID- 19.

Antes de finalizar, quiero dejar mi reconocimiento y mi admiración a todos los colegas que día a día arriesgan sus propias vidas para salvar las de los otros.

Estos héroes, muchos de ellos anónimos, están haciendo un gran esfuerzo para vencer a esta nueva amenaza. Juntos hacemos posible lo imposible.

Les dejo un abrazo lleno de esperanza.

Doctor Mario Vega Carbó

Endocrinólogo

Contenido

Sobre el autor 2

Volumen 1 5

Introducción al Volumen 1 6

Parte I. Defensas, vías respiratorias y virus 13

   1. Tipos de Inmunidad. Ejemplos 14

   2. Inmunidad humoral y celular 16

   3. Inmunidad activa y pasiva 17

   4. Defensa contra agentes biológicos 18

   5. Anatomía de las vías respiratorias 19

   6. Barreras, mucosas y epitelio respiratorio 21

   7. Infecciones respiratorias agudas 23

   8. Virus respiratorios más comunes 24

   9. Sobre-infecciones bacterianas 26

   10. Complicaciones respiratorias altas y bajas 27

Parte II. Virología, Coronavirus y COVID-19 29

   11. Tipos y características de los virus no respiratorios 30

   12. Gripes y virus más agresivos al árbol respiratorio 32

   13. Coronavirus: tipos, su forma y la estructura 34

   14. Clasificación de los coronavirus 36

   15. Coronavirus trasmitidos por animales 37

   16. Resistencia en diferentes ambientes 39

   17. Diferencias entre COVID-19 y coronavirus anteriores 40

18. Virulencia del SARS-CoV-2 41

19. Inmunidad a la COVID-19 42

Parte III. Riesgos y trasmisión entre humanos 45

20. Características epidemiológicas 46

21. Rutas de transmisión más comunes 48

22. Transmisión por gotas aéreas 51

23. Transmisión por contacto indirecto 53

24. Riesgos para contactos más cercanos 54

25. Observación médica a contactos por 14 días 55

26. Corte de la cadena de transmisión 56

27. Grupos de riesgos más susceptibles al contagio 58

Parte IV. Casos, clínica y posibles complicaciones 60

28. Casos subclínicos 61

29. Casos sospechosos 62

30. Casos confirmados 63

31. Síntomas más comunes de la enfermedad 64

32. Signos clínicos a buscar 65

33. Pruebas de laboratorio importantes 66

34. Radiografías y tomografía de tórax 70

35. Complicaciones leves 72

36. Complicaciones graves 73

37. Otras complicaciones 74

Parte V. Neumonía adquirida en la comunidad 76

38. Conceptos 77

39. Diferencia con la neumonía nosocomial 77

40. Criterios de diagnóstico 79
41. Bacterias patógenas causales 80
42. Factores de riesgo y prevención 82
43. Las neumonías virales 84
44. Neumonías por COVID-19 85
45. Diferencias con otras neumonías 86
46. Síndrome de dificultad respiratoria aguda 87
47. Sepsis respiratoria y Shock séptico 89
48. Complicaciones extra respiratorias 90
49. Falla de múltiples órganos 91
50. Alta médica por Neumonía 91

Parte VI. Alto riesgo de mortalidad 93

51. Personas mayores 94
52. Fumadores 95
53. Alcoholismo 96
54. Asma bronquial 97
55. Enfermedades cardiovasculares 99
56. Enfermedad pulmonar crónica 100
57. Diabetes mellitus 101
58. Enfermedad renal crónica 102
59. Hipotiroidismo 103
60. Insuficiencia suprarrenal 104
61. Obesidad 106
62. VIH / SIDA 107
63. Tumores malignos 108

64. Trasplantados 109
65. Uso de esteroides.. 110
66. Inmunodeprimidos.. 111
67. Enfermos mentales y discapacitados 112

Parte VII. Epidemiologia global y comunitaria 113

68. Epidemias en la historia de la humanidad 114
69. Epidemias anteriores por coronavirus 114
70. Inicio, desarrollo y fin de la pandemia 115
71. Posibilidades de endemias locales................................. 117
72. Medidas locales, nacionales e internacionales 118
73. Cuarentena y aislamiento social..................................... 120
74. Protección individual para enfermos 122
75. Protección individual de sus contactos.......................... 123
76. Protección del personal de la salud 125
77. Protección del personal de aseguramiento 126
78. Declaración de cese de la cuarentena 126
79. Declaración de cese de la transmisión........................... 128
80. Enfermedad de notificación obligatoria 129

Parte VIII. Prevención de la enfermedad 130

81. Vigilancia para contactos sin síntomas.......................... 131
82. Cuidar al paciente con COVID-19 en casa.................... 132
83. Traslado de sospechosos o enfermos............................. 133
84. Hospitalización de complicados..................................... 134
85. Centros de hospitalización coyuntural........................... 134
86. Cuidados intensivos y ventilación asistida 136

87. Medidas de sostén general e inmunológico 138
88. Antivirales, antibióticos y esteroides 139
89. Vacunas actuales y futuras 142
90. Control de enfermos crónicos 143
91. Vitaminas y nutrición 144
92. Manejo del estrés social e individual 145
93. Tratamientos naturales y tradicionales 148

Parte IX. Precaución individual y colectiva 150
94. Cuidados según el clima 151
95. Uso y tipo de máscaras 152
96. Lavado de las manos 155
97. Alcohol y antibacteriales 156
98. Estilo de vida, ejercicios y salud mental 157
99. Ventilación de casas y habitaciones 160
100. Cuidados en la cuarentena 160
101. Hogares de ancianos y discapacitados 161
102. Mercados y supermercados 162
103. Restaurantes y comedores 163
104. Cines y teatros 164
105. Ascensores y escaleras 164
106. Transporte público y privado 165
107. Vuelos y aeropuertos 166
108. Puertos y cruceros 167
109. Escuelas y universidades 168

Parte X. Resumen de hechos y controversias clínicas. 169

Volumen 2 192

    Manual del Nuevo Coronavirus 193

Antecedentes y cronología de la pandemia 194

Parte I. Defensas, vía respiratorias y virus 202

    1. Tipos de inmunidad 204

    2. Inmunidad humoral y celular 205

    3. Inmunidad activa y pasiva 206

    4. Defensa contra agentes biológicos 207

    5. Anatomía de las vías respiratorias 209

    6. Barreras, mucosas y epitelio respiratorio 210

    7. Infecciones respiratorias y agudas 211

    8. Virus respiratorios más comunes 213

    9. Sobreinfecciones bacterianas 214

    10. Complicaciones respiratorias altas y bajas 215

Parte II. Virología, Coronavirus y COVID-19 218

    11. Tipos y características de los virus no respiratorios 219

    12. Gripes y virus más agresivos al árbol respiratorio 220

    13. Coronavirus: tipos, su forma y la estructura 221

    14. Clasificación de los coronavirus 223

    15. Coronavirus transmitidos por animales 224

    16. Resistencia en diferentes ambientes 226

    17. Diferencias entre COVID-19 y coronavirus anteriores .. 227

    18. Virulencia de la COVID-19 228

    19. Inmunidad a la COVID-19 230

Parte III. Riesgo y transmisión entre humanos 233

20. Características epidemiológicas 235
21. Rutas de transmisión más comunes 237
22. Transmisión por gotas aéreas 238
23. Transmisión por contacto directo 239
24. Riesgos para contactos más cercanos 240
25. Observación médica a contactos por 14 días......... 241
26. Corte de la cadena de transmisión 242
27. Grupos de riesgo más susceptibles al contagio 244

Parte IV. Casos, clínica y posibles complicaciones 246

28. Casos subclínicos 247
29. Casos sospechosos.. 248
30. Casos confirmados 249
31. Síntomas más comunes de la enfermedad 251
32. Signos clínicos a buscar 252
33. Pruebas importantes de laboratorio 253
34. Radiografías y tomografía de tórax 254
35. Complicaciones leves 256
36. Complicaciones graves 257
37. Otras complicaciones 259

Parte V. Neumonía adquirida en la comunidad...............261

38. Conceptos 263
39. Diferencia con la neumonía nosocomial 264
40. Criterios diagnósticos 265
41. Bacterias patógenas causales............................... 266

42. Factores de riesgo y prevención 268

43. Las neumonías virales 270

44. Neumonías por COVID-19 272

45. Diferencias con otras neumonías................................... 273

46. Síndrome respiratorio agudo severo 274

47. Sepsis respiratoria y Shock séptico 274

48. Complicaciones extra respiratorias 275

49. Falla de múltiples órganos... 276

50. Alta médica por Neumonía.. 277

Parte VI. Alto riesgo de mortalidad 279

51. Enfermedades cardiovasculares..................................... 280

52. Personas mayores 281

53. Fumadores 282

54. Alcoholismo 284

55. Asma bronquial 285

56. Enfermedad pulmonar crónica 286

57. Diabetes mellitus... 287

58. Obesidad.. 289

59. Hipotiroidismo 290

60. Insuficiencia suprarrenal 292

61. Enfermedad renal crónica.. 293

62. HIV / Sida... 295

63. Trasplantados 296

64. Uso de esteroides... 297

65. Inmunodeprimidos... 299

66. Enfermos mentales y discapacitados 300

Parte VII. Epidemiologia global y comunitaria 302

67. Epidemias en la historia de la humanidad 303
68. Epidemias anteriores por coronavirus 307
69. Inicio, desarrollo y fin de la pandemia 308
70. Posibilidades de endemias locales 310
71. Medidas locales, nacionales e internacionales 311
72. Cuarentena y aislamiento social 313
73. Protección individual para enfermos 315
74. Protección individual de sus contactos 316
75. Protección del personal de la salud 318
76. Protección del personal de aseguramiento 321
77. Declaración de cese de la cuarentena 322
78. Declaración de cese de la transmisión 323
79. Enfermedad de notificación obligatoria 324

Parte VIII. Prevención de la enfermedad 325

80. Vigilancia para contactos sin síntomas......................... 326
81. Cuidar al paciente con COVID-19 en casa.................... 328
82. Traslado de sospechosos o enfermos............................. 330
83. Hospitalización de complicados 331
84. Centros de hospitalización coyuntural........................... 332
85. Cuidados intensivos y ventilación asistida 334
86. Medidas de sostén general e inmunológica 335
87. Antivirales, antibióticos y esteroides............................. 336
88. Vacunas actuales y futuras 338

89. Control de enfermos crónicos..340

90. Vitaminas y nutrición 341

91. Manejo del estrés social e individual............................344

92. Tratamientos naturales y tradicionales 346

Parte IX. Precaución individual y colectiva 348

93. Cuidados según el clima...349

94. Uso y tipo de máscaras...350

95. Lavados de las manos...352

96. Alcohol y antibacteriales 353

97. Estilo de vida, ejercicios y salud mental 355

98. Ventilación de casas y habitaciones 356

99. Hogares de ancianos y discapacitados.........................357

100. Mercados y supermercados 359

101. Restaurantes y comedores 361

102. Cines y teatros..362

103. Ascensores y escaleras 362

104. Transporte público y privados.....................................364

105. Vuelos y aeropuertos..365

106. Puertos y cruceros 367

107. Escuelas y universidades 368

Parte X. Resumen de hechos y controversias clínicas 371

108. Aclaratorias sobre la COVID-19.................................372

109. El mundo después de la COVID-19 401

Epílogo 405

Referencias bibliográficas 420
Sobre el autor 424
    Otros libros 424
    Presencia online: 425
Sinopsis 426

Referencias bibliográficas

1. "Pneumonia cases in China's Wuhan could be due to new type of virus: WHO". *YouTube* (en inglés). Consultado el 29 de marzo de 2020.
2. "Novel Coronavirus – Thailand (ex-China)". *OMS*. 14 de enero de 2020. Consultado el 29 de marzo de 2020.
3. "Curso de Inmunología General". *Universidad de Granada*. Departamento de Microbiología. Consultado el 30 de marzo de 2020.
4. "Sistema Inmunitario: Inmunidad Celular e Inmunidad Humoral". *Mi Sistema Inmune*. Consultado el 29 de marzo de 2020.
5. "Inmunidad contra los agentes infecciosos". Página 99.J. Chabalgoity, M. Pereira, A. Rial (2008).
6. "Características y lecciones importantes del brote de la enfermedad por coronavirus 2019 (COVID-19) en China". *Fundación Femeba*. Resumen del informe del CDC de la República Popular China sobre 72.314 casos. Consultado el 01 de abril de 2020.
7. "Modes of transmission of virus causing COVID-19:implications for IPC precaution recommendations". *WorldHealthOrganization*. Estudio publicado el 27 de marzo de 2020. Consultado el 02 de abril de 2020.

8. "Severe Outcomes Among Patients with Coronavirus Disease 2019 (COVID-19)". *CDC*. Marzo 2020.Consultado el 28 de marzo de 2020.

9. "Clinical evidence does not support corticosteroid treatment for 2019-nCoV lung injury". *The Lancet*.Russell CD, Millar JE, Baillie JK. Febrero 7 de 2020

10. "Tratamiento para el COVID-19 para ti y la casa". *Clínica Mayo*. Consultado el 10 de abril de 2020.

11. "Nonspecific (Heterologous) Protection of Neonatal BCG Vaccination Against Hospitalization Due to Respiratory Infection and Sepsis". María José de Castro, Jacobo Pardo-Seco y Federico Martinón-Torres. *U.S. National Library o Medicine*. Publicado el 1 de junio de 2015.

12. "Pneumonia cases in China's Wuhan could be due to new type of virus: WHO". *YouTube* (en inglés). Consultado el 29 de marzo de 2020.

13. "Novel Coronavirus – Thailand (ex-China)". *OMS*. 14 de enero de 2020. Consultado el 29 de marzo de 2020.

14. "Curso de Inmunología General". *Universidad de Granada*. Departamento de Microbiología. Consultado el 30 de marzo de 2020.

15. "Sistema Inmunitario: Inmunidad Celular e Inmunidad Humoral". *Mi Sistema Inmune*. Consultado el 29 de marzo de 2020.

16. "Inmunidad contra los agentes infecciosos". Página 99.J. Chabalgoity, M. Pereira, A. Rial (2008).

17. "Características y lecciones importantes del brote de la enfermedad por coronavirus 2019 (COVID-19) en China". *Fundación Femeba*. Resumen del informe del CDC de la República Popular China sobre 72.314 casos. Consultado el 01 de abril de 2020.

18. "Modes of transmission of virus causing COVID-19:implications for IPC precaution recommendations". *WorldHealthOrganization*. Estudio publicado el 27 de marzo de 2020. Consultado el 02 de abril de 2020.

19. "Severe Outcomes Among Patients with Coronavirus Disease 2019 (COVID-19)". *CDC*. Marzo 2020. Consultado el 28 de marzo de 2020.

20. "Clinical evidence does not support corticosteroid treatment for 2019-nCoV lung injury". *The Lancet*. Russell CD, Millar JE, Baillie JK. Febrero 7 de 2020

21. "Tratamiento para el COVID-19 para ti y la casa". *Clínica Mayo*. Consultado el 10 de abril de 2020.

22. "Nonspecific (Heterologous) Protection of Neonatal BCG Vaccination Against Hospitalization Due to Respiratory Infection and Sepsis". María José de Castro, Jacobo Pardo-Seco y Federico Martinón-Torres. *U.S. National Library o Medicine*. Publicado el 1 de junio de 2015.

Copyright © 2021 Mario Vega Carbó

Todos los derechos reservados

Sobre el autor

- Médico cubano graduado en 1994.
- Especialista en Endocrinología y Medicina Familiar.
- Máster en Longevidad y Ultrasonografista.
- Profesor de Fisiopatología Médica.
- Amante de hacer el bien, la familia y la naturaleza.

Otros libros

1. Una apuesta a la endocrinología natural.
2. Respondo 1.500 preguntas sobre: Hormonas, metabolismo y nutrición.
3. Donde reina hormona...ficción basada en casos clínicos.
4. S.O.S Tóxicos hormonales.
5. Develando mitos: Metabolismo, Endocrinología y Reproducción.
6. Hormonas, glándulas y enfermedades endocrinas. Su historia.
7. Café, tabaco y alcohol: Sus trastornos metabólicos y hormonales.
8. Alertas endocrinas.
9. Manual del nuevo coronavirus.

Presencia online:

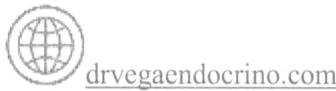 drvegaendocrino.com

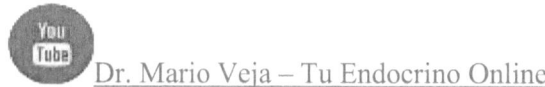 Dr. Mario Veja – Tu Endocrino Online

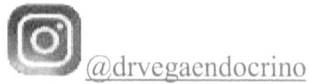 @drvegaendocrino

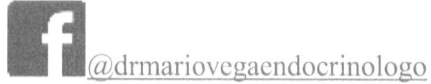 @drmariovegaendocrinologo

Sinopsis

Vivimos en un tiempo que quedará marcado en la historia. Hasta hace unos pocos meses casi nadie había oído hablar del nuevo coronavirus, y hoy sus impactos sumieron al mundo en una crisis global y social sin precedentes.

Al no haber hasta el momento una cura concreta, la mejor forma de enfrentarlo es a través del conocimiento, la investigación y la divulgación de las técnicas comprobadas para controlarlo y prevenirlo.

En este marco, el doctor Mario Vega Carbó, presenta un nuevo libro en el que explora de lleno en el mundo de las enfermedades virales.

En él analiza los antecedentes y características del nuevo coronavirus, la forma en que se transmite, sus síntomas más comunes y las complicaciones que genera en el cuerpo humano.

También profundiza sobre los grupos de mayor riesgo, las medidas de prevención y protección que deben tomarse, y los tipos de tratamientos disponibles.

Debido a los tiempos que corren, se trata de manual de lectura imprescindible para todos.

www.ingramcontent.com/pod-product-compliance
Lightning Source LLC
Chambersburg PA
CBHW031603210526
45464CB00004B/1416